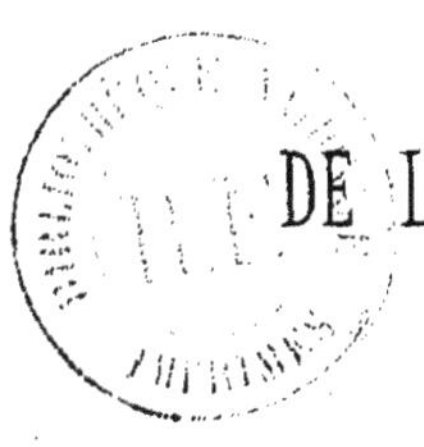

DE LA VULVITE DIPHTHÉROÏDIQUE

Chez les petites filles

Te 357

DE LA

VULVITE DIPHTHÉROÏDIQUE

Chez les petites filles

SON TRAITEMENT PAR L'IODOFORME

PAR

Le Docteur D. SURJUS
Ex-médecin de la marine

DÉPÔT LÉGAL
Rhône
n° 307
1882

LYON
IMPRIMERIE A. WALTENER ET Cie
14, Rue Belle-Cordière, 14,

1882

DE LA

VULVITE DIPHTHÉROÏDIQUE

Chez les petites filles

SON TRAITEMENT PAR L'IODOFORME

En suivant la clinique de M. le professeur Perroud, nous avons eu l'occasion d'observer plusieurs fois une espèce de vulvite d'apparence gangréneuse, qui se développe chez les petites filles, dans des conditions particulières. On avait opposé jusqu'ici à cette affection les agents thérapeutiques les plus divers, sans que sa marche en parût modifiée d'une façon bien sensible. Dans ces dernières années, M. Perroud, sans connaître les essais de M. Parrot, eut l'idée d'employer contre elle l'iodoforme, qui commençait à jouir d'une grande vogue en Allemagne. Les résultats furent merveilleux. Dès les premiers essais, cet agent thérapeutique se montra le spécifique souverain de cette maladie. Depuis lors, il n'a cessé de mériter ce titre.

L'emploi contre cette vulvite, d'un mode de pansement dont l'application est si simple et l'efficacité si absolue, mérite d'être vulgarisé. Quoique M. Parrot ait déjà publié, dans la *Revue de médecine* de 1881, un travail sur le traitement de la même affection par l'iodoforme, il nous a paru utile d'appeler de nouveau l'attention sur ce sujet. Ce sera, du reste, pour nous l'occasion d'essayer de faire l'étude complète d'une maladie qui n'est pas encore bien connue.

M. Perroud a bien voulu mettre à notre disposition un certain nombre d'observations recueillies dans son service, c'est pour nous un devoir de lui exprimer toute notre gratitude. Nous avons aussi à le remercier de l'accueil bienveillant que nous avons trouvé auprès de lui, chaque fois que nous avons eu besoin de recourir à ses conseils.

Nous remercions également M. le professeur Teissier d'avoir bien voulu accepter la présidence de cette thèse.

CHAPITRE I

Définition.

Il existe une affection d'une nature spéciale qui peut se montrer à la bouche, à la vulve, sur la peau, à la surface des plaies, et qui est caractérisée par une exsudation pseudo-membraneuse et l'ulcération des parties sous-jacentes à cet exsudat.

Le siège n'imprime à cette affection que des modifications légères; quel que soit le point où elle se développe, sa physionomie reste la même. Il est impossible de ne pas reconnaître partout une maladie identique. Cette identité n'a cependant pas été admise par tous les auteurs; aujourd'hui encore, on donne des noms différents à chacune de ses localisations. A la bouche, elle constitue le noma ou la stomatite ulcéro-membraneuse; aux organes génitaux, elle a été décrite sous le non de gangrène de la vulve ; sur les plaies, c'est la pourriture d'hôpital ; à la peau, elle a été étudiée sous le nom de gangrène disséminée ou diffuse.

Sa nature intime n'a été reconnue que dans ces dernières années. Tour à tour confondue avec le scorbut et la gangrène, elle a été décrite sous des dénominations qui rappellent cette confusion. Après la belle découverte de Bretonneau, la diphthérie, dans le premier moment d'enthousiasme, absorba un certain nombre de maladies que l'on s'empressa de rattacher à cette nouvelle entité. L'affection qui nous occupe partagea ce sort ; la stomatite ulcéro-membraneuse, la gangrène de la vulve, celle de la peau, la pourriture d'hôpital furent considérées comme des manifestations locales de la diphthérie. Cette assimilation ne fut que momentanée ; la réaction se fit vite. De toutes parts, s'élevèrent des protestations nombreuses. Cafford, Valleix, Taupin, Barrier, Rilliet et Barthez, Gubler, Bergeron séparèrent de la diphthérie les diverses affections qu'on avait voulu lui rattacher. Mais c'est à Boussuge que revient l'honneur d'avoir consacré définitivement cette séparation.

Il a le premier défini la nature intime de cette affection spéciale à sièges multiples. Il l'a étudiée dans chacune de ses localisations et il a montré que l'on avait affaire partout à une seule et même maladie. Après avoir mis en relief les différences profondes qui la distinguent de la diphthérie et de la gangrène, il a voulu rappeler qu'un de ses principaux caractères la rapproche de la diphthérie, et, pour exprimer cette ressemblance, il lui a donné le nom de *diphthéroïde*. Il a donc décrit une diphthéroïde buccale, une diphthéroïde vulvaire, une diphthéroïde des plaies et une diphthéroïde cutanée. Nous conserverons cette expression qui permet de saisir de suite l'étroite parenté qui unit plusieurs affections de même nature dont le siège seul est différent. Elle présente un autre avantage. En même temps qu'elle consacre la distinction de cette maladie et de la diphthérite, elle rappelle que ces deux affections ont un certain air de famille et qu'elles ont été souvent confondues.

Il ne faudrait pas s'en laisser imposer par ce terme de diphthéroïde et croire que la maladie que nous allons étudier sous ce nom est à la diphthérie, ce que la varioloïde est à la variole, c'est-à-dire une forme légère, bénigne, abortive. La diphthéroïde de Boussuge est absolument différente de la diphthérie, tant au point de vue de sa nature que de ses principaux caractères. Il est d'autant plus nécessaire d'insister sur ce point que M. Lasègue, dans son *Traité des angines* (1868), donne le nom de *diphthéroïdes* à un ordre de productions diphthériques modifiées, atténuées, qui peuvent se développer, soit sur les membranes muqueuses, soit sur la peau mise à nu accidentellement. Ces productions, d'une virulence mitigée, se limitent d'elles-mêmes et n'ont pas de tendance à dépasser le tissu où elles ont fait leur première apparition. Au pharynx, elles constituent l'*angine diphthéroïde,* qui diffère du croup en ce qu'elle épargne le larynx et ne dépasse pas l'épiglotte. Mais, pour M. Lasègue, la diphthéroïde et la diphthérie appartiennent à la même entité morbide ; ce sont des degrés de la même maladie.

Notre terme de diphthéroïde ne doit pas être pris dans la même acception que celui de M. Lasègue ; l'affection qu'il sert à désigner n'a de commun avec la diphthérie qu'une vague ressemblance extérieure.

Nous n'avons pas l'intention d'étudier la diphthéroïde dans ses différentes localisations; nous nous bornerons à l'envisager sur les organes génitaux des petites filles. C'est là, en effet, que nous avons eu l'occasion de l'observer le plus souvent. La maladie, du reste, naît toujours dans les mêmes circonstances, présente les mêmes symptômes et entraîne les mêmes considérations; on s'exposerait à des redites en la décrivant dans chacun de ses sièges. Dans le chapitre où nous traiterons de la nature de cette affection, nous ferons une esquisse rapide de la physionomie qu'elle présente à la bouche, à la peau, à la surface des plaies, afin de justifier la fusion de plusieurs maladies en une seule entité morbide.

Ces préliminaires étaient indispensables pour expliquer le titre de notre thèse ; nous pouvons maintenant définir l'affection qui en fait le sujet.

La *vulvite diphthéroïdique* est une affection locale, spécifique, contagieuse, endémo-épidémique, qui se développe sur la muqueuse des organes génitaux des petites filles, généralement à la suite des fièvres éruptives, et qui est caractérisée par l'apparition de vésicules blanchâtres, auxquelles succèdent bientôt des ulcérations cupuliformes, à marche envahissante, recouvertes d'une exsudation pseudo-membraneuse, grisâtre.

CHAPITRE II

Historique.

La vulvite diphthéroïdique paraît avoir été observée de tout temps. La plupart des auteurs qui se sont occupés des maladies des enfants ont remarqué l'analogie qui existe entre le noma et la gangrène de la vulve; mais toute leur attention s'est portée sur la première de ces affections. Ils ont seulement réservé quelques mots à cette espèce de vulvite sur laquelle ils n'ont eu que des notions confuses.

Dans la traduction de l'œuvre hippocratique, par Littré, Paris, 1851, on trouve plusieurs fois l'expression de parties génitales *aphtheuses*, pour désigner l'aspect particulier que présente l'inflammation de la vulve chez les petites filles (*De la nature de la femme*, t. VII, p. 399, 409, 417.)

Galien rapproche, à diverses reprises, le noma des

affections de la bouche, de l'anus et des parties génitales. Il dit, en parlant d'un remède : « Gengivas madentes resiccat, nomas curat et sedis affectus... medicamentum Arei ad nomas... facit etiam ad vulvæ exulcerationem... » et à l'occasion de la panacée de Mithridate : « Facit, ad gengivas humore prægnantes et nomas in ore et motes dentes... facit ad quamlibet nomam et ani affectus. »

Pendant plusieurs siècles, il n'est plus fait mention de la vulvite diphthéroïdique. Les médecins arabes gardent sur elle le silence le plus complet. Il nous faut arriver à une époque relativement très rapprochée de la nôtre pour en trouver une description à peu près satisfaisante.

Voici ce que dit Chambon, *dans son Traité des maladies des enfants* (t. I.), au chapitre : *Des ulcères des parties de la génération par défaut de propreté.*

« Ces accidents sont rares chez les particuliers qui nourrissent leurs enfants ; je ne les ai remarqués que dans les établissements publics où ils sont très communs.

« ..... Les grandes lèvres se couvrent quelquefois d'aphthes livides, qui s'ulcèrent et rendent une sanie fétide. La gangrène s'en empare et se propage dans les organes voisins. Je l'ai vue, prolongée dans le vagin, s'étendre jusqu'à l'orifice de l'utérus et à celui de la vessie, détruire les téguments, depuis la commissure des grandes lèvres jusqu'à l'anus, et attaquer la partie inférieure du rectum. Cet accident était accompagné de douleurs intolérables, à la sortie de l'urine et des excréments. »

Les auteurs plus modernes sont moins explicites que Chambon. On ne trouve dans leurs ouvrages que quelques phrases qui puissent se rapporter à notre vulvite. C'est d'une manière tout à fait incidente, et à propos de la leucorrhée ou de la gangrène de la vulve, que quelques-uns d'entre eux y font allusion.

En 1818, cependant, Isnard publia sa thèse inaugurale *Sur une affection gangréneuse particulière aux enfants*. Dans ce travail, il eut le mérite de mettre en relief la ressemblance qui unit la gangrène de la bouche à celle de la vulve, et de décrire simultanément les deux affections. Sa thèse renferme trois observations, d'ailleurs assez courtes, de gangrène de la vulve. Il la termine par les conclusions suivantes, communes à la gangrène de la bouche et à celle des parties génitales :

« 1° Le mal gangréneux est le même, qu'il attaque la bouche ou les parties génitales ;

2° Il est toujours la suite d'une, et rarement de plusieurs ulcérations de la membrane muqueuse ; il commence à la face interne des joues ou des grandes lèvres, et marche de dedans en dehors ;

3° Il est purement local d'abord ; on ne voit de symptômes généraux que vers la fin de la seconde période ;

4° Il n'est point contagieux. »

En 1828, l'*Expérience* publia la traduction d'un mémoire du docteur Richter, *sur la gangrène des enfants et ses espèces*, *le cancer aqueux*, *la gangrène des parties génitales externes chez les jeunes filles*, et *les taches gangréneuses de la peau des nouveaux-nés.* Dans ce mémoire, ces diverses affections sont étudiées avec le plus grand soin et la marche de la gangrène de la vulve est parfaitement décrite.

Dans deux mémoires ultérieurs (1832 et 1834), Richter apporta quelques perfectionnements à son premier travail et généralisa l'histoire de la gangrène. Il dit que la gangrène de la bouche, celle de la peau et des parties génitales, sont des variétés d'une même maladie, qui ne diffèrent que par le siège, qu'elles se développent sous l'influence des mêmes causes, ont les mêmes symptômes et la même marche, exigent le même traitement.

Billard, dans son *Traité des maladies des enfants* (1828), décrit le noma comme atteignant la bouche, les parties génitales et d'autres régions. Il le distingue des aphthes gangréneux et fait jouer un grand rôle à l'infiltration séreuse et à la compression, dans le développement des ulcérations.

Dans l'article *Stomatite gangréneuse*, inséré par Guersant et Blache, dans la deuxième édition du dictionnaire de médecine (1844), on trouve la mention d'une épidémie de noma qui régna en 1842, pendant plusieurs mois, à l'hôpital des Enfants-Trouvés de Paris, et qui se compliqua de gangrène des poumons, des parties génitales et de l'anus.

Barrier, dans son *Traité pratique des maladies de l'enfance* (1845), considère la gangrène de la vulve comme ne différant de celle de la bouche que par son siège. « Ordinairement, dit-il, cette affection a pour origine un catarrhe vulvaire. On trouve alors la muqueuse de la vulve ulcérée, et ici, comme à la bouche, nous pensons qu'une phlogose ulcéreuse précède la gangrène noire. »

Velpeau, dans l'article *Vulve*, du dictionnaire de médecine (1846), sépare l'inflammation gangréneuse de la vulve, de la diphthérie. Il fait remarquer que cette gangrène des grandes lèvres, qu'on observe presque exclusivement chez les toutes jeunes filles, n'est pas sans quelque analogie avec la gangrène des gencives ou de la bouche, qui se voit aussi plus souvent dans le jeune âge que chez les adultes.

En 1848, Tourdes, dans sa thèse sur le *Noma ou Sphacèle de la bouche chez les enfants*, attache au mot de noma le sens de gangrène et décomposition putride, siégeant à la bouche ou aux parties génitales; mais il ne traite que du sphacèle de la bouche.

En 1851, Chavannes, dans sa thèse inaugurale, sous le nom de *diphthérite gangréneuse de la vulve chez les femmes en couches*, donne la relation d'une épidémie de vulvites qu'il a observée dans le service de M. Bouchacourt. Il assimile l'affection qu'il décrit à la diphthérie ; il est facile de s'apercevoir qu'elle en est complètement indépendante. Cette maladie des organes génitaux, qui n'est ni une diphthérie, ni une gangrène, est la diphthéroïde de Boussuge.

En 1852, Bouley et Caillault publièrent dans la *Gazette médicale de Paris* un *Mémoire sur les affections phagédéniques et gangréneuses chez les enfants, et sur leur nature scorbutique*. Ce travail est le plus important et le plus original qui eût jusqu'alors paru. Il confirme beaucoup de travaux antérieurs, en reliant entre elles les diverses gangrènes qu'on observe chez les enfants et en démontrant leur identité, quels que soient leur siège et leur forme anatomique. Ils décrivent trois formes anatomiques des gangrènes infantiles :

1° *Les ulcérations phagédéniques, d'aspect et de marche asthéniques*, qui sont pour eux le résultat d'un travail gangréneux moléculaire ;

2° *Les ulcérations suraiguës, à marche rapidement gangréneuse*, c'est la gangrène ordinaire qui est toujours précédée par les ulcérations gédéniques ;

3° *Les eschares jaunes, ultimes.* La gangrène survient alors d'emblée, sans aucun travail préalable.

Dans la deuxième édition de leur *Traité des maladies des enfants* (1853), Rilliet et Barthez, sous le titre de *Gangrène disséminée ou diffuse de la peau*, englobent des processus tout à fait différents.

Ils ne publient qu'une observation incomplète de gangrène de la vulve dont ils empruntent la description à Richter.

En 1860, parut la thèse remarquable de Boussuge intitulée : de *la Diphthéroïde ou de l'inflammation ulcéro-membraneuse considérée à la bouche, à la vulve, à la peau, sur les plaies.* L'auteur a créé le terme de diphthéroïde pour désigner une inflammation de nature spécifique qui, jusqu'alors, avait été confondue avec la diphthérie, la gangrène ou le scorbut. Cette affection peut avoir des sièges différents, mais dans ses diverses localisations, elle présente toujours la même marche et la même physionomie particulières. Nous ferons de fréquents emprunts au travail de ce médecin distingué, ce qui nous dispense d'en donner une analyse plus étendue.

Après Boussuge, ce n'est que d'une façon incidente qu'on s'occupe, dans les traités des maladies des enfants, de l'espèce de vulvite qu'il a si bien définie. Ses idées, pourtant si originales, ne furent pas admises ou passèrent inaperçues.

Guersant, dans ses *Notices sur la Chirurgie des enfants* (1864), décrit plusieurs espèces de vulvites (simple, diphthéritique, ulcéreuse, gangréneuse, syphilitique); il est difficile de reconnaître dans ces descriptions la forme spéciale qui fait le sujet de notre thèse.

Holmes (*Thérapeutique des maladies chirurgicales des enfants*, 1870), la décrit sous le nom de gangrène de la vulve et en fait une affection analogue au noma.

Vogel (*Traité élémentaire des maladies de l'enfance*, 1872), fait remarquer que la gangrène de la vulve peut résulter de la diphthérite, mais que, comme le noma, elle se développe surtout à la suite de la fièvre typhoïde, de la rougeole, de la scarlatine, etc.

M. Bouchut, dans le *Traité pratique des maladies des nouveaux-nés* (1878), à propos de la même affection, dit qu'elle est le résultat d'une disposition générale et qu'elle complique ordinairement le noma de la bouche. Elle serait déterminée par une cause occasionnelle irritante : la masturbation, plus souvent la leucorrhée. Il écrivait déjà en 1867 : « Des érosions, des ulcérations se forment à la face interne des grandes et des petites lèvres; incessamment baignées par un flux blanc très-âcre, elles s'irritent davantage, s'étendent et se creusent; elles se couvrent de sanie purulente infecte, de fausses membranes et amènent la formation d'un noyau inflammatoire subjacent, qui devient le point de départ du sphacèle. »

D'après M. Bazin, (article *Noma* du *Dictionnaire des Sciences médicales*, 1879), la gangrène de la vulve appartient comme symptôme affection à une forme particulière de la cachexie gangréneuse, maladie essentiellement caractérisée par ce fait que l'extinction de la vie, dans les points qu'elle frappe, a lieu d'une manière toute spontanée, c'est-à-dire sans inflammation, sans artérite, sans oblitération vasculaire.

La cachexie gangréneuse comprend au nombre de ses manifestations, le noma, la gangrène de la vulve, la gangrène de l'anus, celle du pharynx, la gangrène disséminée de la peau, les ulcérations gangréneuses phagédéniques de Bouley et Caillault.

MM. Picot et d'Espine (*Manuel pratique des maladies de l'enfance*, 1880), donnent une description assez complète de la gangrène de la vulve, qu'ils considèrent comme une affection secondaire, survenant surtout à la suite de la rougeole.

Enfin, M. Parrot, dans la *Revue mensuelle de médecine* (1881), a fait une étude très-claire de la vulvite diphthéroïdique, qu'il désigne sous le nom de *vulvite aphtheuse*. Il la distingne avec soin de la gangrène qui n'est qu'une complication. Mais le principal mérite de M. Parrot, c'est d'avoir découvert le spécifique de cette affection. C'est lui qui le premier a essayé contre elle l'iodoforme. Nous mettrons plusieurs fois à contribution le travail de ce maître.

CHAPITRE III

Etiologie.

L'étiologie est un des points les plus intéressants de l'étude de la vulvite diphthéroïdique. Elle est aujourd'hui assez bien connue dans la plupart de ses conditions. Nous allons d'abord passer en revue les causes prédisposantes qui sollicitent d'une façon incontestable le développement de cette maladie, en laissant de côté les circonstances auxquelles on a voulu faire jouer certain rôle et dont l'action ne repose sur aucun fondement.

Parmi ces causes, l'*âge* doit, sans contredit, être placé au premier rang. Cette affection est, en effet, presque spéciale à l'enfance. Tous les auteurs sont unanimes sur ce point. Nous ne connaissons, faisant exception à cette règle, que l'épidémie de diphthéroïde vulvo-utérine qui a été décrite par M. Chavannes et qui a sévi à la Maternité de Lyon, dans le service de M. Bouchacourt. On a observé la vulvite depuis la naissance jusqu'à l'âge de dix à douze ans, mais elle se montre de préférence chez les petites filles de trois à quatre ans.

Voici comment se sont distribués à ce point de vue les 56 cas relatés par M. Parrot.

De 1 an à 2 ans	....	5 cas
— 2 — à 3 —	....	15 —
— 3 — à 4 —	....	18 —
— 4 — à 5 —	....	11 —
— 5 — à 6 —	....	3 —
— 6 — à 7 —	....	2 —
— 7 — à 8 —	....	2 —

On voit, d'après ce tableau, que la fréquence de l'affection, après avoir atteint son maximum de deux à quatre ans, subit une chute brusque à partir de cinq ans. Les observations recueillies dans le service de M. Perroud confirment les résultats de M. Parrot. La plus âgée des malades avait cinq ans et quatre mois.

Sexe. La diphthéroïde des organes génitaux était considérée comme l'apanage exclusif des petites filles. M. Parrot a fait connaître un cas de balano-posthite diphthéroïdique chez un petit garçon âgé de trois ans. Nous publions l'observation (obs. I) d'un petit garçon âgé de vingt mois, qui a présenté de larges ulcérations diphthéroïdiques sur la verge, le scrotum et le fourreau. De pareils faits ne doivent pas être très rares ; nul doute qu'on n'en observe un plus grand nombre, maintenant que l'attention est éveillée. M. Perroud a, du reste, déjà eu l'occasion de constater plusieurs cas analogues, et il a même pu remarquer que, dans le sexe masculin, la diphthéroïde des organes génitaux ne se développait d'ordinaire que chez les sujets âgés de moins de deux ans.

Constitution. Les enfants blonds, délicats, paraissent plus prédisposés que les autres à la diphthéroïde. Dans la plupart des observations, il s'agit d'enfants d'une constitution faible, présentant les attributs du tempérament lymphatique. Toutefois, les sujets robustes n'en sont pas toujours à l'abri.

Influences hygiéniques. Les conditions hygiéniques jouent un rôle considérable dans l'étiologie de cette affection. Leur influence peut se résumer en un seul mot : la misère, c'est-à-dire, nourriture insuffisante ou de mauvaise qualité, habitation dans des lieux bas, mal situés, humides et malsains, malpropreté, encombrement, etc. Aussi sévit-elle à peu près exclusivement sur les enfants des pauvres. C'est dans les crèches, les hopitaux, les maisons d'orphelins qu'elle a élu domicile.

Influences climatériques et saisonnières. La vulvite diphthéroïdique paraît se rencontrer dans tous les pays et sous toutes les latitudes ; mais on l'observe surtout dans les pays pluvieux, froids et humides, où elle revêt parfois un caractère épidémique. Fréquente en Hollande, en Suède, en Angleterre, relativement rare en France, elle serait presque inconnue dans les contrées méridionales.

L'influence des saisons a été également signalée. Les mois froids et pluvieux favorisent le développement de la maladie. Pourtant il n'y a rien là d'absolu. Quant à sa plus grande fréquence au printemps et en automne, elle tient probablement à ce que les les fièvres éruptives dont l'action est si manifeste comme causes prédisposantes de cette affection, sont elles-mêmes plus fréquentes à ces époques de l'année.

Influences pathologiques. Il est fort rare que la vulvite diphthéroïdique se soit manifestée au milieu des conditions d'une santé parfaite. Presque toujours elle a été précédée et en quelque sorte préparée par une maladie antérieure qui a déterminé une modification grave de l'économie. Toute affection qui entraîne une détérioration profonde peut se compliquer de diphthéroïde. Les sujets atteints d'une cachexie ou d'une diathèse offrent un terrain favorable à son éclosion. On voit, en effet assez souvent, la maladie sévir sur les enfants scrofuleux, tuberculeux ou rachitiques. Tout le monde s'accorde à reconnaître que les fièvres éruptives et en particulier la rougeole exercent une influence prépondérante sur le développement de cette affection.

Sur 46 malades observés par Bouley et Caillault, six seulement n'avaient pas eu la rougeole. Sur ces six, deux avaient eu la variole ; chez deux autres, l'affection s'était montrée dans le cours de la phthisie.

Une seule fois, elle avait fait son apparition d'une manière spontanée, chez une enfant qui avait l'apparence de la plus belle santé.

Chez les malades de M. Parrot, la vulvite diphthéroïdique s'est montrée :

avec la rougeole.......	39	fois
— la coqueluche.....	4	—
— la varicelle.......	1	—
— l'érysipèle........	1	—
— la pneumonie.....	1	—
— la diphthérie.....	1	—
Indépendamment de tout autre mal.	9	—

La diphthéroïde s'est quelquefois développée à la suite de la fièvre intermittente ; nous l'avons vue survenir plusieurs fois aussi à la suite de la scarlatine et de la fièvre synoque.

La rougeole est si souvent une cause prédisposante de cette affection, que tous les médecins ont admis une relation très intime entre cette fièvre éruptive et la vulvite diphthéroïdique. Quelques-uns même n'ont pas hésité à regarder cette relation comme constante. La diphthéroïde serait, pour eux, le résultat direct, une conséquence naturelle de la cachexie déterminée par la rougeole. Ils ne semblent pas concevoir son existence en dehors de ces conditions. La clinique démontre la fausseté de cette déduction. Quoique rares, les cas dans lesquels la vulvite apparaît au milieu d'une santé parfaite, dans un organisme vierge de toute maladie, ne sont pas exceptionnels. La rougeole favorise singulièrement le développement de la diphthéroïde, mais elle est incapable de la faire naître.

La vulvite diphthéroïdique est généralement *endémique* ; elle n'atteint qu'un petit nombre de sujets dans les salles d'enfants. Dans certaines circonstances, elle peut frapper simultanément un grand nombre de malades et revêtir la forme *épidémique.*

Les influences que nous venons de passer en revue, suffisent-elles pour faire naître la diphthéroïde de toutes pièces ou ne sont-elles que des causes prédisposantes, réclamant pour produire leurs effets, l'intervention d'un élément nouveau ? Telle est la question qu'il nous faut maintenant aborder. La plupart des auteurs qui se sont occupés de cette affection se prononcent pour la première hypothèse. Ils admettent que la maladie peut se développer spontanément chez des sujets placés dans des conditions favorables. Nous ne saurions accepter cette opinion. Pour nous, toutes les causes que nous avons étudiées jusqu'ici, n'agissent que d'une manière indirecte dans la production de la diphthéroïde. Leur rôle se borne à préparer le terrain qu'une autre cause morbide plus puissante viendra féconder.

On ne croit plus à la génération spontanée des maladies contagieuses et la vulvite diphthéroïdique est contagieuse au premier chef. Cette propriété contagieuse est démontrée par l'expérience de chaque jour. Nous en possédons une preuve frappante dans l'observation de la petite fille qui fut contaminée en allant sur le vase qui servait à une malade atteinte de vulvite. (Obs. IV). Il suffit d'un seul individu affecté pour répandre la maladie dans une salle, et alors on peut la voir marcher de lit en lit, passer d'un service dans l'autre, portée par les malades, les sœurs, les étudiants et les médecins. Elle peut même être transportée hors de son foyer par les médecins d'un hôpital infecté, s'ils ne prennent pas les précautions convenables.

La *contagion* s'effectue : 1° par *inoculation*, 2° par *contact direct*, 3° par *contact indirect* au moyen de l'atmosphère.

Les expériences de Bouley et Caillault, de Bergeron et de quelques autres auteurs ne sont pas favorables au premier mode de transmission de la diphthéroïde. *L'inoculation* a été tentée sans succès sur des chiens et des lapins ; mais ces résultats ne sont pas concluants. Ils pourraient tout au plus ne prouver qu'une chose, c'est que les animaux ne sont pas susceptibles de contracter cette affection. On n'a pas, croyons-nous, fait d'essais sur l'homme. Tout porte cependant à croire que ce mode de propagation de la maladie est possible. Nous n'en voulons pour preuve que ce que nous montre tous les jours la clinique, et le succès oblenu en 1810 par Ollivier, en s'inoculant la pourriture d'hôpital qui est une affection de même nature. Lorsqu'il se développe une ulcération sur un point de la peau ou d'une muqueuse où le tégument est en contact avec lui-même, comme dans le pli génito-crural, le sillon interfessier, entre les grandes lèvres, il se développe immédiatement sur la portion juxtaposée une ulcération qui semble exactement calquée sur la première. C'est là un fait d'observation vulgaire ; il n'est pas de médecin qui ne l'ait constaté. Pourrait-on d'ailleurs concevoir une maladie contagieuse qui ne serait pas inoculable ?

C'est surtout par *contact direct*, que se propage la vulvite diphthéroïdique. Tout objet qui aura été souillé par le produit des ulcérations peut devenir l'agent de la contagion. Les vêtements, les mains des médecins, les cuillers, les verres, les linges, les pièces de pansement, les objets divers qui servent aux malades, constituent les principaux moyens de transmission de la maladie.

Les récentes recherches sur l'analyse microscopique de l'air, ont permis d'accorder une plus grande importance à la *contagion indirecte* dans le développement des maladies. Pour ce qui est de la vulvite, quoiqu'elle emprunte peut-être plus rarement la voie de l'atmosphère pour se propager, ce mode de transmission n'en est pas moins incontestable. Le détritus putrilagineux qui recouvre les ulcérations diphthéroïdiques ne perd pas ses propriétés contagieuses en se desséchant. Dans cet état, il se détache en particules infiniment tenues des objets de literie, des pièces de pansement; il flotte avec la poussière dans l'atmosphère des salles ou se dépose sur leurs parois. L'élément contagieux restera à l'état latent, tant qu'il n'aura pas trouvé un terrain favorable pour germer; mais que parmi les malades d'une salle, il s'en trouve qui soient dans les conditions requises pour l'éclosion de la maladie, on ne tardera pas à voir apparaître les ulcérations catactéristiques.

La facilité qu'a l'élément contagieux de se transporter à distance peut seule expliquer certains faits qui seraient incompréhensibles sans cela. Parfois en effet la vulvite diphthéroïdique s'est déclarée en dehors de ses foyers et sans communication directe, sur des petites filles placées dans les meilleures conditions hygiéniques. Cela prouve que, si la réunion d'un grand nombre d'enfants dans des locaux insalubres et mal tenus, favorise le développement de cette maladie, ces conditions ne sont pas indispensables pour la faire éclore, et qu'elles ne sont pas suffisantes, lorsqu'un élément venu du dehors ne s'y ajoute pas.

La persistance du pouvoir contagieux dans les matières desséchées nous rend seule compte du retour de la diphthéroïde dans des lieux qu'elle avait abandonnés depuis longtemps. Même quand on a désinfecté les salles avec le plus grand soin, il est probable qu'il reste, dans quelques points, des germes qui ont échappé au nettoyage et à la désinfection. Ces germes qui ne sont jamais détruits, subsistent à l'état latent et font éclore la maladie quand les circonstances s'y prêtent.

La propriété contagieuse de cette affection, une fois admise, il s'agit de rechercher quelle est la nature du principe auquel elle doit cette propriété. L'opinion qui tend à s'accréditer aujourd'hui, consiste à rattacher l'agent de la transmission à la classe de ces organismes microscopiques dont la présence a déjà été démontrée dans la plupart des maladies contagieuses et qui sont appelés à prendre de jour en jour une plus grande part dans l'interprétation des faits étiologiques. La vulvite diphthéroïdique n'a pas été l'objet d'études spéciales à ce point de vue. Mais cette affection, étant de même nature que la pourriture d'hôpital, il nous semble légitime d'appliquer à la première les découvertes que Heine a faites sur la seconde. Il est impossible que des maladies de même nature ne reconnaissent pas la même cause.

Cet auteur a pu reconnaître dans le détritus de la pourriture d'hôpital des corpuscules à contours accentués, réfractant fortement la lumière, ronds ou légèrement ovales, d'une dimension sensiblement égale et ayant à peu près le dixième du volume d'un globule de sang. Ces corpuscules sont des *monades*. Tantôt on les trouve disséminés, tantôt réunis en masses ou disposés en chapelets et, sur des préparations fraîches, ils paraissent animés de mouvements vibratoires très rapides, qui disparaissent au bout de 15 à 30 minutes. Ces mouvements ne s'observent que sur des corpuscules disséminés ; ceux qui sont agglomérés demeurent immobiles et semblent soudés par une substance amorphe, mais on voit par instants se détacher de cette masse des chapelets qui se mettent en mouvement. Quand la maladie fait des progrès, on trouve en outre dans l'ichor fétide, d'innombrables *bactéries* isolées ou réunies et animées de mouvements très vifs. Ces bactéries, dit Heine, sont celles de la putréfaction ordinaire. On n'en trouve pas d'autres dans la pourriture d'hôpital. Quant aux monades, il ne s'explique ni sur leur rôle, ni sur leur signification. L'élément spécifique de la maladie n'est donc pas encore découvert, et cet important sujet appelle de nouvelles recherches.

En résumé, nous pouvons dire que la plupart des influences qui favorisent le développement de la vulvite diphthéroïdique n'agissent que d'une façon indirecte. Elles ont pour unique effet de préparer le terrain, d'incliner l'organisme dans le sens de la modification morbide qu'une autre cause plus puissance va produire. Cette cause souveraine qui engendre la maladie paraît être constituée par des microphytes ou des microzoaires dont les espèces ne sont pas encore bien déterminées.

CHAPITRE IV

Description.

La vulvite diphthéroïdique a pour siège constant les parties génitales ; mais elle n'y reste pas nécessairement limitée. Assez souvent on la voit s'étendre aux régions voisines. Ce sont les parties où la peau a pris quelque analogie avec les muqueuses, les plis génito-cruraux, les aines, le périnée, le pourtour de l'anus, la partie interne des fesses qui sont d'ordinaire envahies par l'affection. Le mal n'est pas également fréquent en ces divers points. M. Parrot l'a vu 19 fois au périnée, 15 au pourtour de l'anus, 7 aux sillons génito-cruraux, 3 seulement aux aines.

A la vulve, les grandes lèvres sont atteintes deux fois plus souvent que le clitoris ou les petites lèvres.

Quels que soient les points où la maladie se développe, on voit toujours se dérouler la même série de phénomènes qui permettent de considérer trois stades dans son évolution. 1° Un *Stade d'éruption*; 2° un *stade d'ulcération* ; 3° un *stade de réparation.*

1° *Stade d'éruption.* — La vulvite diphthéroïque étant une maladie purement locale, ne peut pas offrir de phénomènes prodromiques. Il est plus difficile de savoir si elle a une période d'incubation.

Outre qu'on observe rarement l'affection à son début, il est impossible de connaître le moment précis où l'organisme a été contagionné. Ce point ne pourrait être éclairé que par l'inoculation directe, et celle-ci n'a pas encore été tentée. Nous devons donc garder sur cette question une prudente réserve.

La partie qui va devenir le siège des lésions présente en général une tuméfaction notable, en même temps qu'une rougeur plus ou moins prononcée, plus ou moins diffuse. Les petites malades paraissent éprouver au même niveau, une sensation assez pénible ou tout au moins du prurit, car on les voit parfois se gratter ou se livrer à des attouchements continuels. Cependant la douleur n'est pas toujours accusée ; on peut trouver des ulcérations déjà étendues chez des malades qui n'avaient manifesté aucune souffrance. On constate quelquefois aussi un peu de leucorrhée dès le début, surtout lorsque l'affection a de la tendance à gagner la muqueuse vaginale.

Bientôt après l'apparition de la rougeur et du gonflement, se montrent de petites plaques arrondies, blanchâtres ou d'un blanc grisâtre formant un relief appréciable. Tous les auteurs qui ont observé la diphthéroïde à ses débuts, s'accordent sur le fait qu'elle débute par un point blanc, que les uns ont pris pour une vésicule, d'autres pour une bulle, une pustule, etc. M. Parrot trouve à ces plaques la plus grande ressemblance avec les aphthes buccaux, et c'est à cause de cela qu'il a donné à la maladie le nom de *vulvite aphtheuse*.

Le nombre de ces vésicules est variable, l'affection peut débuter par une seule, mais c'est exceptionnel. Il est également rare de n'en compter que deux ou trois; le plus souvent il y en a de six à dix ou quinze, isolées ou groupées qui se développent simultanément ou successivement. Elles sont parfois confluentes. Leur diamètre varie de 1 à 3 ou 4 millimètres. Ces vésicules sont formées par le soulèvement de l'épithélium ou de l'épiderme, dû à l'épanchement d'un exsudat au-dessous de leur face profonde. Autour d'elles, le tégument peut n'offrir que de légères modifications ; généralement il est tuméfié et il présente une teinte rosée dans une certaine étendue.

Au bout d'un temps qui varie de 12 à 48 heures, le revêtement épithélial, distendu outre mesure et macéré par l'exsudat, se ramollit, puis se rompt et disparaît, laissant à nu une ulcération plus ou moins arrondie, cupuliforme, à fond grisâtre ou un peu jaune, entourée d'une zone rouge. Le deuxième stade de l'affection se trouve alors constitué.

Le stade d'éruption qui est constant, dure 24, 48 heures et même trois jours. Il n'est cependant pas toujours facile de le constater. Nous savons, en effet, que la vulvite peut ne se révéler par aucun phénomène subjectif; si l'attention n'est pas éveillée, on est parfois étonné de l'étendue des lésions qu'une circonstance fortuite vient faire découvrir. Bouley et Caillault eux-mêmes, malgré leur talent remarquable d'observation, n'ont pas toujours pu saisir les vésicules primitives et ils ont supposé qu'elles manquaient quelquefois. D'après eux, on pourrait voir naître de plusieurs manières les ulcérations phagédéniques : Tantôt leur point de départ serait une petite pustule semblable à celle d'un echthyma qui, crevant rapidement, donnerait lieu à l'ulcération ; tantôt il naîtrait d'emblée un véritable point ulcéreux à peine visible qui n'aurait été précédé par aucun autre phénomène.

Il est probable que dans ce cas, comme le fait remarquer Boussuge, l'épiderme soulevé par l'épanchement s'est rompu et a été entraîné avec une rapidité telle que ces habiles observateurs n'ont pas eu le temps de constater la présence de la vésicule dont l'existence a été si éphémère.

2° *Stade d'ulcération.* — Ce stade constitue la période d'état de l'affection. Il commence aussitôt que l'épithélium a disparu, laissant à découvert une petite ulcération qui pendant un certain temps suit une marche envahissante. Cette phase de la maladie est essentiellement caractérisée par un travail d'ulcération centrifuge et par la présence au centre de l'ulcère d'une matière pulpeuse grisâtre qui revêt l'apparence d'une pellicule membraneuse. Ce revêtement pultacé qui a une certaine ressemblance avec les fausses membranes de la diphthérie, peut être plus ou moins épais, plus ou moins abondant. Sa consistance et son adhérence, en rapport avec la quantité de fibrine qu'il renferme, ne sont pas toujours les mêmes pendant le cours de la maladie. Au début, il peut acquérir une certaine étendue et une certaine épaisseur, l'ulcération paraît alors tapissée d'une fausse membrane. C'est là la *forme pulpeuse* analogue à celle que Delpech a décrite dans la pourriture d'hôpital. Ce revêtement membraniforme se détache et se renouvelle un certain nombre de fois, mais son épaisseur et sa cohésion diminuent à mesure que la guérison approche.

Lorsque, dès le début de l'ulcération, la proportion de fibrine est très minime dans l'exsudat, celui-ci, au lieu de former une fausse membrane, s'élimine à mesure qu'il se forme ; la couche pultacée est à peine appréciable, et dans ce cas la diphthéroïde prend plus spécialement la *forme ulcéreuse*. On sait que cette forme peut aussi se montrer d'emblée dans la pourriture d'hôpital, comme l'a démontré Delpech. Du reste, dans cette affection comme dans la vulvite, c'est la forme pulpeuse qui est de beaucoup la plus commune.

Bouley et Caillault qui ont très-bien étudié l'évolution et la marche de la diphthéroïde en ont donné la description suivante : « Les ulcérations une fois produites présentent comme caractère principal d'être serpigineuses et phagédéniques.

« Leur coloration habituelle est une teinte grise blanchâtre, sanieuse. Le plus souvent, au centre de leur surface plate et uniforme, il existe un détritus fibrillaire grisâtre et humide; d'autres fois ces surfaces sont grenues et régulières. Autour de ce détritus fibrillaire on trouve successivement les trois zones suivantes :

1° Une *zone ulcéreuse*, se présentant sous la forme d'un liséré rouge, qui se continue en dedans avec le reste de l'ulcération, qui se perd et se dérobe sous l'exsudation pultacée, en dehors avec la muqueuse intacte encore, mais déjà injectée;

2° Une *zone œdémateuse indurée :* c'est elle qui forme les bords de l'ulcération. Ces bords sont taillés à pic, considérablement élevés au-dessus du niveau de la solution de continuité et toujours plus ou moins indurés ;

3° Une *zone œdémateusese diffuse :* elle fait suite, en dedans, à la zone indurée et s'efface peu à peu, en dehors, en se confondant avec les parties saines.

« Tout autour d'une ulcération principale, il survient des pustules qui se transforment en ulcérations, croissent rapidement en étendue et viennent par leur union s'adjoindre à l'ulcération première.

« De la réunion successive de ces petites surfaces ulcérées, il résulte de grandes surfaces serpigineuses, généralement d'une forme arrondie, avec des bords très-sinueux et souvent même comme festonnés. La marche envahissante et serpigineuse de ces ulcérations peut être comparée fidèlement au mode de progression des chancres phagédéniques. »

Cette description que Bouley et Caillault ont faite de la diphthéroïde cutanée est en tous points applicable à la diphthéroïde vulvaire.

Nous avons vu que les parties qui sont le siège de l'affection sont généralement *douloureuses*

Richter avait déjà signalé cette fréquence de la douleur. Il avait remarqué que l'écoulement des urines déterminait à la vulve une douleur cuisante, continuelle, qui excitait les malades à se gratter, et quelquefois celles d'entre elles qui étaient plus âgées à se livrer à la masturbation. Contrairement à l'opinion de beaucoup d'auteurs qui prétendent qu'il n'est pas rare que des ulcérations même étendues ne se manifestent par aucun phénomène sensible, nous avons pu observer que c'est là l'exception. Les mouvements des membres inférieurs paraissent faire souffrir beaucoup les malades ; aussi crient-elles presque toujours, dès qu'on cherche à écarter leurs cuisses pour les panser. Légère au début, quand l'ulcération n'est pas encore développée ou est peu étendue, la douleur augmente avec celle-ci, pour diminuer ou disparaître même quand l'ulcération cesse de s'accroître et marche vers la guérison. Elle est en un mot, en rapport direct avec l'ulcération, elle la suit dans son extension comme dans sa retraite.

Les ulcérations sont arrondies, cupuliformes à fond grisâtre blafard ou un peu jaune, parfois même noirâtre. Cette teinte noirâtre est due à de petites hémorrhagies qui se produisent souvent au moindre contact. Quand elles sont bien détergées, les ulcérations offrent une teinte rose ou écarlate.

Les tissus sur lesquels elles reposent sont légèrement *indurés* ; le tissu cellulaire voisin présente aussi un peu d'engorgement. Leurs bords taillés à pic et exhaussés au-dessus du fond qui forme une dépression centrale, sont toujours séparés de la muqueuse encore intacte, par un liséré étroit, sinueux, d'un *rouge vif*, qui tranche sur le fond pâle de la sécrétion diphthéroïdienne et sur la teinte moins animée des parties saines. Losque l'ulcération se creuse et s'étend en surface, les bords sont plus relevés et les parties voisines beaucoup plus tuméfiées. C'est surtout au niveau des petites lèvres et du clitoris que le gonflement peut atteindre des proportions considérables ; les grandes lèvres sont alors écartées et rejetées en dehors. Bouley et Caillault avaient déjà noté un signe constant auquel on peut reconnaître l'imminence de l'invasion des ulcérations sur les tissus voisins non encore intéressés : c'est un œdème diffus qui paraît avoir son siège dans le tissu cellulaire sous-cutané et qui forme, pour ainsi dire, une sorte de bourrelet œdémateux, précurseur d'une altération prochaine.

Le diamètre des ulcérations dépasse rarement deux centimètres. Elles sont d'ordinaire larges comme une grosse lentille ou comme une pièce de 20 ou de 50 centimes. Celles qui succèdent à des groupes de vésicules couvrent des surfaces parfois très-étendues, et leur contour est irrégulier. Elles peuvent alors atteindre jusqu'à 3 centimètres carrés. Mais leur extension se fait toujours, en surface, jamais en profondeur ; les couches surperficielles du derme sont seules intéressées. Toutes les fois que le derme entier est détruit et que les tissus sous-jacents sont désorganisés, on peut dire que l'affection s'est compliquée de gangrène.

Les surfaces ulcérées ont une *fétidité particulière* que la plupart des auteurs ont confondue avec celle de la gangrène. Il n'est pas, du reste, toujours facile de les distinguer l'une de l'autre, car il n'est pas rare de voir la gangrène succéder à la diphthéroïde.

En même temps que l'exsudation membraniforme, les surfaces ulcérées sécrètent une certaine quantité de pus, dont une partie s'écoule ou se déssèche et dont l'autre reste emprisonnée dans l'épaisseur de la fausse membrane.

Les ulcérations ne restent pas toujours limitées à la vulve; elles peuvent gagner le périnée, le pourtour de l'anus ou se propager du côté de la muqueuse vaginale. Dans le dernier cas, on observe toujours un *écoulement leucorrhéique* assez prononcé, d'une odeur fétide. En règle générale, quand il existe une ulcération sur une grande lèvre, on en trouve toujours une autre parfaitement semblable sur la grande lèvre opposée.

La *marche* des ulcérations varie beaucoup, suivant le lieu où elles se sont développées. Sur le périnée, à la marge de l'anus et sur la muqueuse rectale, elles s'étendent et se creusent bien plus vite qu'à la vulve, Elles y sont aussi beaucoup plus irrégulières et plus tenaces. D'après M. Parrot, en dépit de la thérapeutique la mieux instituée, les ulcérations anales durent trois fois plus que celles des parties génitales proprement dites. Il explique leur ténacité à ce siège, en faisant remarquer qu'elles sont constamment tiraillées, élargies par les efforts que nécessite la défécation, et surtout qu'elles sont irritées et infectées par le contact des matières alvines. Cette région devra être l'objet d'une attention assidue, et l'on ne déclarera la malade guérie que lorsqu'une inspection minutieuse des sillons anaux ne décèlera aucune perte de substance.

L'*engorgement des ganglions iliaques* n'avait pas jusqu'ici été noté. Il peut cependant exister et nous l'avons observé plusieurs fois. M. Parrot l'a également constaté. L'adénopathie inguinale est du reste fort rare, hâtons-nous de le dire ; et lorsqu'elle existe, les quelques ganglions qui sont pris sont indolents et ne présentent qu'un engorgement peu accusé. C'est ce qui explique qu'elle ait passé inaperçue pendant si longtemps.

Symptômes généraux. Dans le plus grand nombre de cas, la vulvite diphthéroïdique étant secondaire et sous la dépendance d'une maladie qui domine toute l'évolution morbide, il est difficile d'apprécier l'influence qu'elle exerce sur la santé générale. On ne peut pas toujours dans les troubles généraux que l'on a sous les yeux faire la part qui revient aux ulcérations. A moins de complications, cette part doit être très peu considérable ou même nulle, comme le prouvent les cas dans lesquels les ulcérations se sont développées en dehors de toute maladie et où la fièvre a fait complètement défaut. Cela ne doit pas nous étonner; la vulvite, comme nous le verrons plus tard, est une affection essentiellement locale, et on conçoit fort bien qu'une lésion limitée, n'entravant aucune fonction importante, puisse évoluer sans déterminer de réaction. Parfois, au début de la vulvite, on constate un léger mouvement fébrile, accompagné de son cortège habituel : malaise,lassitude, inappétence, céphalalgie. D'autres fois, ce n'est que lorsque les lésions ont déjà acquis une certaine étendue que s'allume la fièvre. Quoi qu'il en soit, les phénomènes généraux qui sont sous la dépendance de la diphthéroïde sont toujours peu prononcés. Il n'en est pas de même lorsqu'elle se complique de gangrène.

3° *Stade de réparation*. Le commencement de cette période est annoncé par la disparition de la fausse membrane et des phénomènes inflammatoires qui avaient plus ou moins persisté jusque là. Sous l'influence d'un traitement convenable ou par les seuls efforts de la nature, on voit les ulcérations se déterger et se convertir en des solutions de continuité simples, roses et vermeilles qui ne tardent pas à se couvrir de bourgeons charnus. La tuméfaction disparaît, les bords s'affaissent et, en très peu de temps, en 24 heures, si les lésions ne sont ni très étendues ni très profondes, les parties malades semblent être sur le même plan que les parties saines. La cicatrisation se fait de la circonférence au centre. Les ulcérations se rétrécissent à vue d'œil, en même temps que leur coloration, d'abord foncée, se confond insensiblement avec celle de la muqueuse environnante. En très peu de temps, elles ont disparu, sans laisser de cicatrice appréciable.

Tous les observateurs ont été émerveillés de la rapidité avec laquelle se réparent des désordres même étendus.

Complications.

La gangrène venait autrefois compliquer si souvent la vulvite diphthéroïdique que les deux processus étaient confondus et décrits sous le nom de gangrène de la vulve. M. Parrot lui-même considère la gangrène plutôt comme une modalité ou une forme de la diphthéroïde que comme une complication. Il n'est cependant pas permis de confondre ces deux processus. La gangrène n'est pas une maladie; c'est la conséquence forcée de toute lésion qui arrête la circulation. Elle complique parfois la vulvite diphthéroïdique, mais elle peut se montrer aussi à la suite de toute autre inflammation des organes génitaux. Aujourd'hui du reste, grâce à l'iodoforme, cette complication est devenue exessivement rare; on n'a plus eu à l'enregistrer dans le service de M. Perroud, depuis que l'on emploie cette substance.

La gangrène paraît se développer sous l'influence d'un état général de l'organisme. M. Parrot a vu survenir tous les cas qu'il a observés, chez des morbilleux. Quand elle doit se produire, les ulcérations s'élargissent, deviennent plus profondes, en même temps qu'elles se couvrent de taches d'un gris brun ou noirâtres. Les parties sous-jacentes et périphériques se tuméfient, s'indurent et prennent une teinte livide. Leur consistance est celle d'un tissu très œdémateux. La douleur devient plus vive, et l'excrétion de l'urine, de plus en plus difficile, peut se supprimer entièrement.

Dès que le sphacèle existe, il marche avec une rapidité surprenante, toujours précédé par la tuméfaction et la rougeur des parties qui vont se mortifier, Dans quelques cas, il semble que rien ne puisse arrêter sa marche envahissante. Il s'étend d'un côté au périnée et à l'anus, de l'autre jusqu'à la commissure supérieure de la vulve. On a vu quelquefois la destruction, non seulement de la vulve tout entière, mais celle d'une partie du pénil, du périnée, de l'anus, du rectum, de la peau voisine des fesses et du coccyx. Toutes les parties mortifiées sont noires comme si on les eût enduites d'encre, et répandent une odeur fétide.

En même temps, la fièvre s'allume ou prend une nouvelle intensité. Le pouls devient petit et fréquent; la face s'altère, l'appétit disparaît, une diarrhée colliquative s'établit, la transpiration devient fétide et les enfants tombent dans le marasme. Elles succombent bientôt, après que l'état d'épuisement a atteint son plus haut degré, et souvent sans qu'aucun trouble survienne dans les fonctions intellectuelles. Il survient parfois des complications thoraciques qui souvent échappent pendant la vie, mais que l'autopsie fait reconnaître. Enfin l'on peut voir éclater des convulsions au milieu desquelles les malades sont emportées brusquement.

Quand les malades survivent, il se forme un travail d'élimination franche autour des eschares qui sont toujours humides. Elles se limitent et se détachent par lambeaux ou en bloc, laissant à nu de profondes excavations, de larges pertes de substance. Il semble d'abord impossible que de pareils désordres puissent être réparés; mais la marche de la restauration n'est pas moins active que ne l'avait été celle de la destruction. A mesure que les eschares se détachent, la tuméfaction s'affaisse ; les tissus mis à découvert se détergent, prennent une coloration rosée. Des bourgeons charnus se développent, les ulcérations s'exhaussent et se rétrécissent très-vite, et les tissus détruits sont bientôt complètement remplacés. La cicatrisation ne laisse pas de difformité considérable; les organes lésés sont régénérés, sinon avec leur perfection originelle, du moins avec une forme qui s'en rapproche d'une manière surprenante.

Durée.

Il est difficile de préciser la durée de la vulvite diphthéroïdique. Elle doit nécessairement varier suivant une foule de circonstances individuelles, hygiéniques et thérapeutiques. On observe très rarement, du reste, l'affection à son début, et la maladie dans le cours de laquelle elle se montre, exerce sur sa marche une influence réelle. Abandonnée à elle-même la vulvite peut durer des mois entiers. Combattue par l'iodoforme, elle cède en quatre ou cinq jours. Dans les cas les plus rebelles, les ulcérations soumises à l'action de cet agent sont cicatrisées vers le huitième jour, à partir de celui où il a été employé, il suffit quelquefois de trois ou quatre pansements pour amener cet heureux résultat.

L'action de la dyphthéroïde restant localisée aux parties atteintes, les *récidives* sont possibles. Aussi n'est-il pas rare de voir le même sujet offrir un grand nombre d'ulcérations diphthéroïdienne à la fois ou successivement.

Diagnostic.

Le diagnostic de la vulvite dipthéroïdique semble, au premier abord, ne pas devoir présenter de difficultés. Il y a cependant un certain nombre d'affections qui, chez les enfants, peuvent siéger à la vulve et créer des embarras sérieux. Les caractères de la diphthéroïde, sa marche, l'âge des malades, doivent surtout servir à établir le diagnostic; ils le rendront possible dans la plupart des cas.

Une affection qui offre beaucoup d'analogie avec la vulvite diphthéroïdique au début, c'est la *vulvo-vaginite catarrhale*, qui est très fréquente chez les petites filles. Elle reconnaît pour cause habituelle le défaut de soins de propreté, mais, comme la diphthéroïde, elle peut aussi se développer sous l'influence des fièvres éruptives. Elle débute souvent d'une manière tout à fait latente; d'autres fois, elle s'accompagne d'un prurit vulvaire plus ou moins intense ou d'une sensation de chaleur, au niveau des grandes lèvres, qui s'exaspère par la marche, par les attouchements ou par le passage de l'urine. La muqueuse vulvaire est légèrement tuméfiée et d'un rouge très vif, elle présente quelquefois des excoriations superficielles. Lorsque la maladie est déterminée par un herpès de la vulve, les grandes lèvres sont recouvertes de petites vésicules qui ne tardent pas à se rompre et à suinter. Il existe un écoulement de matières jaunâtres, fétides.

Voilà une description qui pourrait s'appliquer à la première période de la vulvite diphthéroïdique; mais ces symptômes qui persistent pendant toute la durée de la vulvite catarrhale, n'ont qu'une existence éphémère dans la diphthéroïde. L'hésitation ne saurait être de longue durée, les ulcérations si caractéristiques imposent bientôt le diagnostic. A aucune période du catarrhe simple, on n'observe de perte de substance, car on ne peut donner ce nom aux excoriations superficielles qui succèdent aux vésicules d'herpès.

Le *chancre infectant*, très rare chez les enfants, n'a ni la confluence ni l'aspect des ulcérations diphthéroïdiques des organes génitaux. Sa base présente une induration qui ne peut laisser aucun doute sur la nature du mal. On n'a pas encore constaté de *syphilide vésico-pustuleuse* à la vulve; en admettant qu'elle puisse s'y montrer, on la trouvera ailleurs et toute difficulté sera levée.

Les *plaques muqueuses* sont plus fréquentes chez les enfants et aussi d'un diagnostic plus difficile. Comme la diphthéroïde, leur siège habituel est la vulve; elles peuvent également se rencontrer dans les régions de la peau qui se trouvent dans des conditions analogues à celles des membranes muqueuses. Leur forme est en général circulaire; d'autres fois elles représentent un segment d'ellipse ou d'ovale. A la vulve, leurs bords sont plus ou moins élevés et se détachent très nettement des parties voisines. Elles sont quelquefois recouvertes d'une pellicule blanche, grisâtre, humide et sécrètent un liquide très fétide. Souvent elles donnent lieu à des démangeaisons ou même à des douleurs vives. Sous leur influence, la vulve peut devenir le siège d'un œdème prononcé.

Si l'on ajoute que les plaques muqueuses, comme du reste les différentes éruptions syphilitiques chez les enfants, peuvent donner lieu à des ulcérations à fond grisâtre, à bords durs, saillants, à marche serpigineuse, on comprendra que le diagnostic ne sera pas toujours facile. Dans tous les cas, cependant, il sera possible de l'établir d'une façon à peu près certaine. La plupart du temps, l'enfant présentera d'autres manifestations de la syphilis ; on tiendra compte de tous les commémoratifs, on inspectera avec soin le père, la mère et la nourrice. Dans les cas douteux, on gardera la plus grande réserve, et on attendra, pour se prononcer, les effets du pansement à l'iodoforme. Cet agent détermine si rapidement la guérison de la diphthéroïde qu'on peut le considérer comme la pierre de touche de cette affection. Enfin, comme dernière ressource, il resterait l'inoculation du liquide sécrété par les surfaces ulcérées ; si le résultat était positif, on ne pourrait rattacher les lésions à la diathèse syphilitique.

Si l'on peut arriver à distinguer de la vulvite diphtéroïdique le chancre induré et les autres manifestations de la syphilis, on ne saurait en dire autant du *chancre simple*. Nous croyons qu'il est impossible de faire le diagnostic différentiel du chancre mou et des ulcérations diphtéroïdiques. Nous reviendrons sur ce point, à propos de la nature de la maladie.

L'éruption qui caractérise la *variole* et la *varicelle* peut envahir les grandes et les petites lèvres. On n'arrive alors à déterminer la nature des lésions vulvaires que par la présence des pustules varioliques et des bulles de la varicelle sur les autres parties du corps. D'ailleurs la variole et la varicelle peuvent provoquer la diphthéroïde.

Il nous paraît inutile d'insister sur le diagnostic différentiel de la diphthéroïde et de la *gangrène* de la vulve. La gangrène n'est pas une maladie, c'est la terminaison d'une foule d'états pathologiques différents. La vulvite diphtéroïdique la produit parfois, mais elle peut se montrer aussi, quoique plus rarement à la suite des autres inflamations de la vulve. On évitera, du reste,assez facilement de confondre l'eschare de la gangrène avec la fausse membrane diphthéroïdienne. Une eschare est toujours plus épaisse qu'une fausse membrane diphthéroïdienne ; celle-ci est grise ou jaune, celle-là généralement noirâtre; la première est limitée par une zone rouge, inflammatoire, où s'opère un travail d'élimination définitif, la seconde, bien qu'environnée d'un liséré rouge repose sur une surface ulcérée où s'opère un travail de sécrétion continuel. L'eschare une fois détachée ne se reproduit plus, à moins d'une aggravation, tandis que la fausse membrane s'élimine et se reproduit sans cesse.

Il est une affection qui doit nous retenir plus longtemps, c'est la *diphthérie*. Cette affection peut déterminer la formation de fausses membranes sur la vulve en même que dans le pharynx, le larynx et sur d'autres parties du corps. Son début peut même avoir lieu par les parties génitales. Les Allemamds confondent la diphthérie et la diphthéroïde ; Heine leur reconnaît la même cause et assigne la même structure aux fausses membranes.

Au point de vue clinique, il est certain qu'il n'y a pas la moindre analogie entre les deux maladies. Les fausses membranes du croup et de l'angine couenneuse, celles qui se forment sur les organes génitaux, à la surface des vésicatoires et des plaies, chez les malades atteints de diphthérie, ne ressemblent en rien au détritus feutré, gris, tremblotant qui recouvre les ulcérations diphthéroïdiques. Dans la diphthérie nous trouvons une pellicule plus ou moins épaisse, jaunâtre, consistante, élastique, pouvant se détacher tout d'une pièce ou du moins par lambeaux étendus ; dans la diphthéroïde, c'est une exsudation pultacée, une espèce de boue grise, sans consistance, s'exfoliant molécules par molécules, et dont on ne peut jamais obtenir que des fragments infiniment petits. La fausse membrane diphthéritique une fois tombée laisse à découvert une muqueuse parsemée de points sanguinolents, dépouillée de son épithélium, mais saine et prête à en sécréter un nouveau. La muqueuse peut se couvrir d'une exsudation nouvelle sans rien perdre de son intégrité, et jamais la maladie ne la franchit pour atteindre et détruire les tissus sous-jacents. La diphthéroïde est une maladie toute locale, presque toujours bénigne et sans retentissement général. La diphthérie, au contraire, est une maladie générale, toujours grave, fréquemment mortelle ou laissant à sa suite des accidents qui, comme l'albuminurie et la paralysie, témoignent des troubles profonds apportés dans l'organisme.

L'identité des deux maladies ne peut être discutée que sur le terrain de l'histologie pathologique, nous verrons à propos de celle-ci, jusqu'à quel point elle peut être admise.

Pronostic.

La diphthéroïde n'est pas grave, à moins qu'elle ne se complique de gangrène. Autrefois, cette complication étant fréquente, le pronostic était toujours incertain, la terminaison souvent fatale. Aussi la vulvite diphthéroïdique était-elle regardée comme une affection toujours dangereuse, souvent mortelle. Aujourd'hui, la gangrène n'est plus à redouter, l'iodoforme prévient sa formation ou l'arrête dans sa marche envahissante, quand elle s'est montrée avant son emploi. La diphthéroïde est devenue une maladie des plus bénignes, et devant une vulvite de cette nature, on peut toujours prédire une issue favorable.

Certes, il succombe des enfants atteintes de vulvite diphthéroïdique, mais la mort ne saurait être imputée à cette affection locale. Dans ces cas malheureux, on trouve toujours, en effet, les ulcérations à peu près cicatrisées, ou tout au moins couvertes de bourgeons charnus et en bonne voie de réparation. L'organisme délabré n'a pu résister à la maladie générale dans le cours de laquelle s'est développée la diphthéroïde; même sur ce terrain défavorable, l'iodoforme s'est montré souverain. Les résultats obtenus dans de pareilles conditions ne servent qu'à mieux prouver l'efficacité de cet agent héroïque.

CHAPITRE V

Anatomie Pathologique

Les muqueuses sont le siège ordinaire de la diphthéroïde; chez les enfants, dont les tissus sont si délicats, les ulcérations peuvent aussi se développer sur la peau, surtout dans les parties où elle présente quelque analogie avec les muqueuses. L'ulcération diphthéroïdienne occupe le corps muqueux et les couches superficielles du chorion, dans l'épaisseur duquel elle ne pénètre jamais bien profondément, sa marche naturelle étant de gagner en surface, non en profondeur. Toutes les fois que le chorion et les parties sous-jacentes sont détruites, c'est qu'il y a eu complication de gangrène.

La vulvite diphthéroïdique étant une maladie essentiellement locale, les lésions anatomiques, exposées à la vue, deviennent de véritables symptômes et nous les avons déjà décrites. Nous n'avons pas eu l'occasion de voir d'autopsie, mais l'examen des organes internes doit donner des résultats à peu près négatifs, car nous savons que la diphthéroïde ne détermine pas de troubles généraux. M. Parrot, dans plusieurs cas de mort consécutive à la gangrène, a observé une altération particulière du sang qui donne une teinte *sépia* à tous les tissus qu'il imbibe. Il a aussi constaté plusieurs fois des infarctus gangréneux dans les poumons. Il attribue ces altérations à un empoisonnement de l'organisme par la gangrène.

Nous allons nous attacher particulièrement à l'étude microscopique des lésions qui, jusqu'ici, n'a pas suscité beaucoup de recherches. Comme nous l'avons déjà fait à l'occasion de l'étiologie, nous utiliserons pour cette étude les travaux de Heine sur la pourriture d'hôpital.

Supposons que les germes des microbes qui engendrent la diphthéroïde viennent à être mis en contact avec la muqueuse des organes génitaux d'une petite fille qui offre des conditions favorables à leur éclosion. Trouvant un terrain propice, les monades ou les bactéries se développent et se reproduisent rapidement, mais par leur présence ils déterminent un trouble local. L'irritation qui en est la conséquence aboutit à une exsudation sous-épithéliale et à un développement considérable de jeunes éléments au sein du derme. Les cellules nées de cette prolifération irritative se portent vers la surface, et sont excrétées à l'état de cellules embryonnaires ou purulentes. Le sommet des papilles étant le lieu de leur accumulation se perfore et le corps papillaire ne tarde pas à subir la dissolution de sa substance propre, pendant que, décollé par les produits qui s'entassent à sa face profonde, l'épiderme se soulève, se tend et forme extérieurement une vésicule.

Dans la *période d'état*, l'enduit pultacé qui recouvre les ulcérations est constitué par une trame fibrineuse, dans les aréoles de laquelle sont emprisonnés des globules de pus, des cellules embryonnaires, des cellules épithéliales de différents âges, des globules sanguins provenant de petites hémorrhagies, des débris de fibres conjonctives et élastiques, des monades et des bactéries.

D'après Heine, lorsqu'on examine cet enduit pultacé à un fort grossissement, on aperçoit dans les couches supérieures et à la surface libre, un stratum homogène, finement granuleux, d'une épaisseur variable, dans lequel on distingue deux ordres de corpuscules. Les uns à contours foncés réfractent fortement la lumière et sont animés de mouvements très-vifs ; ce sont les monades dont nous avons parlé à propos de l'étiologie. Les autres se présentent sous la forme de petits grains pâles, fins, irréguliers, immobiles, se dissolvant dans la potasse; ce sont des produits de la coagulation des liquides intercellulaires ou de la désagrégation des éléments cellulaires eux-mêmes.

En portant son examen sur des couches plus profondes, on commence à trouver des globules de pus, les uns déformés, les autres intacts; ces derniers d'autant plus abondants qu'on s'éloigne davantage de la surface. Ceux qui occupent la surface libre de l'ulcération sont notablement dégénérés ; petits, irréguliers, ils sont envahis par de nombreuses granulations qui cachent plus ou moins complètement leur noyau. On trouve aussi dans le substratum qui les entoure de nombreux noyaux libres ainsi que des granulations. Au milieu de cette masse, s'agitent des monades disséminées ou disposées en chapelet. On aperçoit de plus un réseau à fibres délicates, étroitement entrelacées, auquel sont appendus des corpuscules arrondis. Ailleurs, on voit des traînées de fibrine coagulée s'étendre à travers les masses des globules de pus.

En se rapprochant des parties saines, on trouve des amas de jeunes cellules de tissu conjonctif mêlés à des globules de pus. Enfin, quand on examine les tissus sur lesquels repose l'ulcération, on les voit infiltrés d'une quantité considérable de globules de pus qui pénètrent profondément dans les couches de tissu cellulaire, et c'est là ce qui donne leur dureté aux parties ambiantes.

On se rend plus facilement compte de ces altérations à la limite du mal que sur la plaie elle-même ; c'est là qu'on aperçoit le plus nettement l'apparition des globules de pus, l'invasion des monades et le réseau des coagulations fibrineuses.

Heine considère la coagulation des liquides comme le phénomène primitif de l'évolution de la maladie. Cette coagulation n'a rien de spécifique ; on la voit souvent survenir à la suite d'irritations mécaniques, mais alors ses produits s'éliminent d'eux-mêmes, à la faveur d'une augmentation légère de la suppuration. Il y a donc quelque chose de plus dans la diphthéroïde. Heine suppose que l'agent infectieux produit, indépendamment de la coagulation des liquides et de l'arrêt de la circulation, une décomposition spécifique rapide à caractère putride.

La coagulation elle-même devient la cause d'altérations nouvelles lorsqu'elle est étendue. La couche superficielle de l'ulcération, comme figée par la coagulation, empêche les globules du pus de se faire jour au dehors et ne laisse passer que sa sérosité. Bientôt les globules de pus, s'accumulant en masses de plus en plus considérables sous la couche imperméable qui vient de se former, s'infiltrent dans les parties profondes, fusent dans les intestins celluleux, compriment les vaisseaux et amènent la mortification des tissus.

Voilà l'inflammation diphthéritique des auteurs allemands ; c'est une gangrène moléculaire successive. Elle consiste essentiellement dans l'ischémie et la mortification lente, successive des tissus qui tapissent la cavité de l'ulcération. La lésion est le résultat d'une infiltration des tissus par de la fibrine et par des cellules néoplasiques qui, par la compression qu'elles exercent sur les vaisseaux, empêchent l'afflux du sang dans les parties affectées et en déterminent la mortification. Les cellules elles-mêmes, étant en trop grand nombre, relativement à l'apport des matériaux nutritifs, périssent en subissant la régression granulo-graisseuse. La destruction, la dissolution des tissus est la conséquence de ce processus. C'est aux dépens de tous les éléments qui contribuent à former la peau ou les muqueuses, que se propage l'ulcération.

Comme ces lésions se localisent aux surfaces

malades, la couche superficielle de ces parties sera seule privée de vie, et une élimination moléculaire en sera la conséquence. Au-dessous de la portion éliminée se montreront des bourgeons charnus qui pourront être détruits par un processus analogue. Au lieu de larges lambeaux mortifiés, comme dans la gangrène vraie, l'eschare est simplement formée par la chute de la matière pultacée qui occupe le fond de l'ulcération.

La *gangrène* qui vient quelquefois compliquer la vulvite diphthéroïdique ne présente rien de spécial. Ici, comme dans les autres affections où elle se montre, elle peut survenir sous l'influence d'une irritation locale qui détermine une prolifération plus active; mais sa cause la plus habituelle réside dans l'état général. Les diathèses, les cachexies débilitantes, quelques altérations particulières du sang qui favorisent la stase vasculaire, jouent un grand rôle dans sa production.

Dans la gangrène, les parties mortifiées sont éliminées en bloc sous forme d'eschares noirâtres plus ou moins volumineuses. Ces phénomènes se montrent, d'après M. Ranvier, lorsqu'il y a stase dans les parties enflammées, puis coagulation du sang dans les vaisseaux ; lorsque l'inflammation, se poursuivant dans les tuniques artérielles, détermine une endartérite et la formation d'un caillot ; enfin et surtout quand les globules de pus et l'exsudat s'accumulent autour des vaisseaux, les compriment et mettent ainsi obstacle à la circulation.

Maintenant que nous connaissons intimement l'exsudat pultacé qui recouvre les ulcérations diphthéroïdiques, nous allons faire l'étude microscopique de la fausse membrane du vrai croup, afin de voir si la diphthérie et la diphthéroïde, si dissemblables au point de vue clinique, peuvent être rapprochées sur le terrain de l'histologie pathologique. Voici ce que dit M. Ranvier dans la nouvelle édition de son Histologie : « Il est impossible de confondre les exsudats fibrineux avec les exsudats diphthéritiques. Les exsudats fibrineux persistent après la mort ; les fausses membranes du vrai croup, au contraire, ont presque complètement disparu au moment où l'on va faire l'autopsie, ou bien elles constituent simplement une couche pultacée bien différente de ce qui s'observe pendant la vie. C'est que d'après Wagner, les fausses membranes de la diphthérie ne sont pas composées par de la fibrine, mais bien par des cellules épithéliales soudées les unes aux autres et qui peuvent être dissociées. En dissociant ces fausses membranes, Wagner les a vues se résoudre en blocs anguleux et réfringents, ou en des éléments ramifiés, s'engrenant les uns dans les autres. Il a décrit les nombreux prolongements de ces éléments qu'il a comparés à des bois de cerf. Pour acquérir ces formes bizarres, les cellules s'infiltrent d'une substance albuminoïde, perdent peu à peu leur noyau, se transforment en masses homogènes et donnent alors naissance à de nombreuses ramifications. »

On voit combien est simple la structure de la fausse membrane de la diphthérie ; un seul élément la constitue, des cellules épithéliales plus ou moins modifiées. L'enduit pultacé qui recouvre les ulcérations diphthéroïdiques a au contraire une composition éminemment complexe. Le microscope permet d'y reconnaître une trame de fibrine dont les aréoles emprisonnent des globules de pus, des cellules embryonnaires, des globules sanguins, des débris de fibres élastiques et conjonctives, des monades et des bactéries, etc.

L'histologie vient donc confirmer les données de la clinique; la diphthérie et la diphthéroïde n'offrent qu'une vague ressemblance dans leur aspect extérieur et il est impossible d'admettre leur identité.

CHAPITRE VI

Nature de la Vulvite diphthéroïdique

A l'occasion de l'étiologie de la vulvite diphthéroïdique, nous avons été obligé de nous étendre assez longuement sur sa nature intime. Il nous reste à établir l'identité de la vulvite diphthéroïdique, du noma, de la gangrène disséminée ou diffuse de la peau et de la pourriture d'hôpital. Nous avons supposé jusqu'ici que ces affections appartenaient à la même famille ; nous avons à justifier cette parenté.

La vulvite diphthéroïdique, nous le savons, est une maladie spécifique, contagieuse. L'élément contagieux qui lui donne sa spécificité n'est pas encore bien connu, mais tout porte à croire qu'il est constitué par des monades ou des bactéries dont les germes, difficilement destructibles, flottent avec la poussière dans l'athmosphère des salles ou se déposent sur leurs parois.

Ces germes, quand ils trouvent un terrain favorable, font éclosion et déterminent la destruction des tissus par gangrène moléculaire. La modification spéciale que subit l'organisme sous l'influence des fièvres éruptives, et qui permet la reproduction des microbes, nous est inconnue; il est cependant probable qu'elle consiste dans une déchéance, dans un défaut de résistance qui ne lui permet plus de s'opposer à l'invasion de ses ennemis microscopiques. Ce défaut de résistance porte sur toutes les parties du corps; il est surtout marqué dans les points qui, comme les muqueuses, ont une certaine délicatesse de structure. Aussi voyons-nous les organes génitaux des petites filles, dont la muqueuse excessivement fine ne peut opposer qu'une barrière bien faible à l'action des agents extérieurs, être fréquemment le siège des ulcérations diphthéroïdiques. On comprend que d'autres régions puissent présenter les mêmes conditions que la vulve. Les microbes qui déterminent la vulvite diphthéroïdique doivent donc pouvoir se développer en ces points et y produire des lésions de même nature qu'à la vulve. C'est ce que la clinique confirme, en nous montrant des affections qui, comme la stomatite ulcéro-membraneuse, la gangrène disséminée de la peau, la pourriture d'hôpital, naissent dans les mêmes circonstances et offrent la même physionomie que la vulvite. Plusieurs de ces affections peuvent, du reste, s'observer simultanément chez le même sujet.

Tous les auteurs admettent la parfaite identité du noma, de la gangrène de la peau et de la diphthéroïde des organes génitaux. Il serait peu intéressant de rééditer ce qu'ont écrit là-dessus, Taupin, Rillie et Barthez, Bouley et Caillault, Boussuge. Tout récemment encore, M. Bazin a considéré ces affections comme des manifestations d'une forme particulière de la cachexie gangréneuse. La différence de siège ne leur imprime, d'ailleurs, que des modifications insignifiantes, et la même description leur est applicable. Nous nous bornerons à montrer que la pourriture d'hôpital offre aussi la plus étroite parenté avec la vulvite diphthéroïdique et doit être regardée comme une maladie de même nature.

Billroth et la plupart des auteurs allemands affirment l'identité de la pourriture d'hôpital et de la diphthéroïde, mais ils les assimilent à la diphthérie. En France, cette identité est loin d'être acceptée par tout le monde. Cependant, déjà en 1847, Robert l'avait reconnue et déclarait que la pourriture d'hôpital n'est qu'une diphthérite des plaies. MM. Chavannes et Bouchacourt adoptèrent l'opinion de Robert.

En 1860, M. Bouchut, dans une de ses cliniques, avoua qu'il y avait une grande analogie entre la stomatite ulcéro-membraneuse et la pourriture d'hôpital sans oser admettre leur identité.

Pour Taupin, on ne peut avoir le moindre doute sur l'identité de la pourriture d'hôpital et de la stomatite gangréneuse (qui pour tout le monde est de même nature que la vulvite diphthéroïdique). « Elles se développent, dit-il, souvent ensemble, sur le même sujet ; elles attaquent toutes deux, de préférence, les enfants cachectiques, scrofuleux, sous l'influence de mauvaises conditions hygiéniques, à la suite de fièvres éruptives. Elles règnent souvent ensemble dans les saisons froides et humides, dans les mêmes salles d'hôpital ; elles s'accompagnent des mêmes complications, entraînent les mêmes désordres ; elles se montrent également sous les formes *couenneuse et ulcéreuse*, ont la même tendance à l'envahissement. Dans les deux affections, l'aspect est le même ; les plaies, les ulcères, exhalent une odeur identique, elles peuvent toutes deux se terminer par gangrène ; enfin elles guérissent par le même traitement. »

Nous n'avons que peu de chose à ajouter à ce tableau.

Follin définit la pourriture d'hôpital une affection caractérisée par une exsudation pseudo-membraneuse à la surface d'une plaie ou d'une cicatrice, le ramollissement gangréneux et l'ulcération des parties sous-jacentes.

Pour le développement de la pourriture d'hôpital, comme de la vulvite diphthéroïdique, il semble nécessaire que l'économie ait subi une modification spéciale, c'est là le rôle des causes prédisposantes qui sont identiques dans les deux cas. Mais, même dans un organisme ainsi préparé, la pourriture ne peut naître spontanément; elle a besoin, comme la vulvite, de l'intervention d'un élément contagieux qui est constitué par des germes organisés.

L'invasion d'une plaie par la pourriture d'hôpital est généralement annoncée par de la douleur ; la suppuration est moins abondante et moins liée ; bientôt après on voit apparaître une vésicule due à l'exsudation d'une matière blanchâtre sous la couche la plus superficielle de la plaie ou sous la pellicule cicatricielle la plus mince. La vésicule ne tarde pas à se rompre, et laisse à sa place une ulcération taillée à pic, recouverte d'une couche pulpeuse. Les ulcérations sont circulaires, à bords relevés, recouvertes d'une ichor fétide, elles s'étendent rapidement et se confondent les unes avec les autres. Les bords de la plaie sont durs, luisants, œdémateux. Quand la guérison approche, la fausse membrane devient de plus en plus mince, le fond de l'ulcération se déterge, devient vermeil et se couvre de bourgeons charnus.

Enfin, la pourriture est une maladie essentiellement locale; les symptômes généraux peuvent manquer; quand il en survient, ils sont de peu d'importance, à moins qu'il n'y ait de complication.

On voit qu'il est impossible de distinguer la pourriture d'hôpital et la vulvite diphthéroïdique par un caractère quelconque; tout ce qui s'applique à l'une est applicable à l'autre. Il est donc impossible de ne pas admettre l'identité de ces deux affections.

Comme dernière preuve à l'appui, citons l'épidémie observée en 1815 par Montain, à la Charité de Lyon, qui se composait simultanément de nombreux cas de pourriture d'hôpital, chez les soldats blessés qui encombraient les salles de l'hospice, et de vulvites ulcéro-membraneuses, chez les nouvelles accouchées de la Maternité.

Il est encore une affection qui présente de grandes analogies avec la diphthéroïde, sans que l'on soit autorisé à affirmer leur identité; nous voulons parler du *chancre mou*. Boussuge a le premier mis en relief les caractères communs aux deux affections. Dans les deux cas, les lésions consistent en une ulcération spécifique, contagieuse, arrondie, à fond grisâtre, à bords taillés à pic, capable de se multiplier et de se reproduire par inoculation. Les deux maladies débutent par une vésico-pustule blanchâtre; elles ont une période d'augment, une période d'état et une période de réparation. Ce sont deux affections locales, n'ayant qu'une action passagère et bornée sur l'organisme.

La ressemblance devient encore plus frappante quand le chancre simple se complique de phagédénisme, se couvre d'une fausse membrane grisâtre, pultacée et gagne les tissus voisins en prenant une forme serpigineuse. Que l'on suppose un de ces chancres sur les organes génitaux d'une petite fille, dans une salle où il y a d'autres malades atteintes de vulvite diphthéroïdique, pourra-t-on établir le diagnostic différentiel ? Nous ne le pensons pas.

Le processus destructeur est le même dans les deux affections, et dans le chancre mou comme dans la vulvite, il paraît être dû à des organismes microscopiques.

La théorie parasitaire du chancre simple n'est pas nouvelle; elle était déjà admise au siècle dernier. Mais ce sont surtout les recherches de Salisbury qui l'ont édifiée sur des bases solides. Du reste, l'habitus de cette affection, sa manière de se transmettre et d'évoluer, ne sauraient laisser l'ombre d'un doute sur sa nature parasitaire. En effet, elle a élu domicile dans les classes inférieures et, comme le fait observer M. Jullien, elle se comporte absolument comme la phthiriase et les affections parasitaires qui attaquent le tégument.

Un autre caractère qui rapproche les deux affections, c'est la promptitude avec laquelle elles guérissent sous l'influence du même agent thérapeutique. L'iodoforme peut, à bon droit, être considéré comme le spécifique de l'une et de l'autre.

Si l'on n'est pas en droit d'admettre l'identité du chancre mou et de la diphthéroïde, on nous accordera que les deux affections offrent beaucoup d'analogies et peuvent du moins être considérées comme proches parentes.

CHAPITRE VII

Traitement

Avant de nous occuper du traitement curatif de la vulvite diphthéroïdique, il est indispensable de dire quelques mots sur les mesures d'hygiène à prendre dans les cas où la diphthéroïde a fait son apparition dans une salle d'enfants. On ne s'est pas assez appesanti sur cette question qui nous paraît cependant avoir une importance capitale. Cette affection étant contagieuse les diverses mesures prophylactiques que nécessite cette classe de maladies lui sont applicables.

Quand la diphthéroïde se montre dans l'un de ses sièges de prédilection, la précaution la plus utile serait sans contredit d'isoler les malades atteints.

Par malheur, l'isolement n'est pas toujours possible ou il ne l'est que pour un petit nombre de malades. En général, on en est réduit à soigner les diphthéroïdiques dans les salles ordinaires ; et c'est alors qu'on doit redoubler de vigilance pour éviter que les germes de la maladie ne se propagent aux autres malades qui, trop souvent, présentent des conditions favorables à leur reproduction.

Les salles doivent être vastes, pourvues de larges fenêtres qu'on fera ouvrir plusieurs fois par jour, si la saison le permet. Il faut faire enlever les rideaux, les tapis, tout ce qui peut arrêter ou retenir les miasmes. La plus rigoureuse propreté sera maintenue partout. Le plancher, les murs devront être souvent lavés avec de l'eau phéniquée ou avec toute autre solution désinfectante. Les pièces de pansement qui sont souillées par le liquide des ulcérations doivent être détruites. Le linge de corps, les draps de lit doivent être désinfectés avec le plus grand soin et on doit les jeter aussitôt enlevés dans des vases remplis d'eau phéniquée. Dans les salles d'enfants, les petits malades vivent parfois dans la promiscuité la plus complète ; ils boivent dans les mêmes verres, mangent avec les mêmes cuillers, dans les mêmes assiettes. On ne saurait trop éveiller à cet égard l'attention des personnes chargées de leur surveillance. Les enfants atteints de diphthéroïde doivent avoir des objets ne servant qu'à eux seuls ; des cuillers, des assiettes, des verres, des vases de nuit leur doivent être exclusivement réservés. Nous publions l'observation d'une petite fille qui a été contaminée en allant au même vase de nuit qu'une malade atteinte de vulvite diphthéroïdique. De pareils faits ne doivent pas être rares. On veillera aussi à ce que les malades qui se lèvent n'aillent pas jouer avec les diphthéroïdiques. Il suffit de voir quel besoin invincible éprouvent les enfants de se grouper, de vivre pêle-mêle, de se prodiguer des marques de tendresse pour reconnaître que cette recommandation n'est pas superflue.

Il faut enfin que les médecins, les étudiants, les sœurs, toutes les personnes qui approchent les diphthéroïdiques s'astreignent aux soins de propreté les plus minutieux. Leurs mains, les objets de pansement ont souvent servi à transporter l'élément contagieux, d'un malade à l'autre. Elles ne sauraient trop se rappeler qu'elles ont à s'imposer les mêmes précautions que celles qui sont observées dans les salles de chirurgie. C'est certainement aux sévères précautions hygiéniques qui sont prises aujourd'hui par tous les chirurgiens que sont dûs, en grande partie, les beaux succès obtenus dans les hôpitaux. Grâce à la méthode antiseptique, la pourriture d'hôpital a disparu des salles de chirurgie. Maintenant que tout le monde reconnaît la nécessité de se défendre contre les infiniment petits, il n'est pas téméraire d'espérer que la vulvite diphthéroïdique et le noma qui sont des affections de même nature que la pourriture d'hôpital, n'existeront un jour qu'à l'état de souvenir.

Traitement curatif. — Il nous semble inutile de passer en revue les nombreux médicaments qui ont été essayés contre la vulvite diphthéroïdique. Du reste, les topiques émollients de toute sorte, les poudres toniques, détersives, absorbantes, les divers acides, les caustiques, le vin aromatique, les préparations ayant pour base l'alcool, le nitrate d'argent, le chlorate de potasse lui-même, qui donne de si bons résultats dans la stomatite ulcéro-membraneuse, tous ces agents combinés ou substitués les uns aux autres, ne modifient que d'une manière douteuse la marche de la vulvite. A la suite de leur emploi, on voyait rarement les ulcérations rétrograder franchement. Leur durée était beaucoup plus longue que celle qui est maintenant observée à la suite des applications d'iodoforme. La gangrène aujourd'hui presque inconnue, était toujours à redouter. On ne pouvait la prévenir et on n'était jamais sûr d'arrêter ses progrès quand elle avait fait son apparition. Aussi ne nous occuperons-nous que de l'iodoforme qui, par l'action spéciale qu'il exerce sur la vulvite diphthéroïdique mérite d'être employé à l'exclusion de tous les autres médicaments.

Il ne rentre pas dans notre sujet de faire l'histoire complète de l'iodoforme; nous devons cependant savoir quelle est l'action physiologique de ce médicament appliqué à la surface des solutions de continuité. Nous rechercherons aussi si les reproches qu'on lui a adressés sont bien légitimes.

L'iodoforme a subi depuis une vingtaine d'années les fluctuations de beaucoup d'autres agents thérapeutiques. Tour à tour loué et blâmé avec excès, son emploi se trouvait en définitive restreint à un petit nombre d'affections chirurgicales. Il était, pour ainsi dire, réservé au traitement du chancre mou et de quelques ulcères phagédéniques. Dans ces dernières années, son usage s'est rapidement généralisé, et les merveilleux résultats obtenus par le pansement à l'iodoforme, en particulier dans les arthrites fongueuses, ont excité en Allemagne un véritable enthousiasme pour cet agent. Il n'est peut-être pas d'affection chirurgicale, contre laquelle il n'ait été essayé. Les arthrites fongueuses, les plaies anfractueuses ou cavitaires, les plaies couvertes d'enduits pultacés, les plaies récentes, consécutives aux grandes opérations, la laparotomie, l'extirpation de l'utérus, les ulcérations de la vulve et du vagin consécutives à l'accouchement, les gerçures du sein, la blennorrhagie, la carie dentaire, l'otorrhée, l'ozène, la diphthérie elle-même, ont été soumises à l'action de cette substance. Il ne nous appartient pas d'apprécier les résultats obtenus dans ces diverses applications de l'iodoforme. De plus autorisés que nous se sont chargés de ce soin ; qu'il nous suffise de citer parmi tant d'autres : MM. Moleschott, Mosetig-Morhof, Billroth, Mickulicz, Delbastaille et Troisfontaines, Marc Sée, Trélat. Nous voulons seulement faire connaître les beaux succès que donne cet agent thérapeutique dans le traitement de la vulvite diphthéroïdique.

Action physiologique de l'iodoforme. Appliqué à la surface d'une plaie, l'iodoforme ne produit aucune irritation locale; il exerce, au contraire, une action anesthésique bien prononcée. Il supprime la douleur, la réaction fébrile; il agit en même temps comme antiseptique, empêche la décomposition des sécrétions et éloigne toute odeur. Les recherches expérimentales de Moleschott, de Binz et de son élève

Mœller, de Hœgyez, nous ont fourni des données positives sur son action physiologique.

Mis à la surface d'une muqueuse, d'une plaie, ou introduit sous la peau, l'iodoforme se dissout à la faveur de la graisse de nos tissus et subit une décomposition lente qui met de l'iode en liberté. Cet iode naissant se combine, soit avec l'albumine organisée, soit avec l'albumine en suspension dans les humeurs. Cet iodo-albumine est ensuite résorbé, laissant au lieu d'application un léger coagulum albumineux et de la graisse débarrassée de son iode; il s'élimine enfin par les urines. L'action locale de l'iodoforme se résumerait donc dans un dégagement insensible d'iode, résorbé ensuite avec une extrême lenteur, après être entré avec l'albumine des tissus dans une combinaison qui exclut toute irritation et, par conséquent, toute réaction locale. La preuve que l'iode ainsi mis en liberté ne traverse l'organisme qu'avec une extrême lenteur, c'est qu'on en retrouve encore dans l'urine, longtemps après qu'on a cessé toute application d'iodoforme (Moleschott).

M. Ricklin, pour expliquer comment l'iode naissant prévient toute suppuration, même à la surface des plaies de mauvaise nature, compare son action à celle du phosphore. On sait que des fragments de phosphore, introduits sous les téguments, ne provoquent pas de suppuration autour d'eux. Ce corps, en effet, avide d'oxygène, absorbe ce gaz et en prive les cellules lymphatiques les plus proches. Ces cellules perdent par le fait leurs mouvements amiboïdes et ne peuvent émigrer des vaisseaux pour se transformer en globules de pus (Ranvier). Daprès M. Ricklin, l'action cicatrisante de l'iodoforme pourrait bien être due à une action semblable de l'iode naissant mis en liberté par le premier.

Cette théorie de M. Ricklin est fort simple en même temps que fort ingénieuse ; nous croyons pouvoir l'accepter sans réserve. Elle nous permet de comprendre l'action spécifique de l'iodoforme dans la vulvite diphthéroïdique. Nous savons que cette affection est due au développement de bactéries ou de monades. Pour vivre et pour se reproduire, ces microbes ont besoin d'oxygène qu'ils empruntent aux tissus qui sont le siége des lésions. Mais ces tissus étant eux-mêmes privés d'oxygène par l'iode naissant, ne peuvent en céder aux microbes qui sont condamnés à périr fatalement. Une fois les microbes détruits, les ulcérations diphthéroïdiques perdent leur spécificité et se transforment en plaies simples qui ne demandent qu'à guérir. Ainsi s'expliquent leur détersion et leur cicatrisation rapide sous l'influence de quelques applications d'iodoforme.

Chez les animaux empoisonnés par de fortes doses de ce médicament, MM. Binz et Hægyez ont noté une dégénérescence graisseuse très-avancée du cœur, du foie et des reins, altération qui a été également signalée dans les autopsies des sujets qui ont succombé à une intoxication semblable d'origine chirurgicale.

Intoxication. Absorbé en dose notable à la surface d'une plaie, l'iodoforme peut devenir toxique et même produire la mort. Les expériences faites sur les animaux et quelques cas malheureux observés chez l'homme ne laissent aucun doute à cet égard. Il importe donc de bien connaître les symptômes de cette intoxication, afin de pouvoir intervenir dès que les accidents commencent à se montrer. Malheureusement ces symptômes ne sont peut-être pas encore suffisamment connus.

En 1878, Oberlaender avait publié deux cas d'intoxication grave, caractérisée par de l'apathie, de la somnolence, des vomissements, un état vertigineux, de l'irrégularité de la respiration, mais c'était à la suite de l'usage interne de l'iodoforme, et les malades se remirent facilement.

Dans deux cas d'intoxication mortelle rapportés par Mickulicz, on observa de l'apathie, de l'agitation, de l'insomnie ; les malades ne mangeaient plus, poussaient des cris, avaient le regard fixe, les pupilles dilatées, le pouls fréquent. L'autopsie ne fit découvrir aucune lésion capable d'expliquer le dénouement fatal.

Le docteur Henry, de Breslau, a publié, en 1881, deux faits du même genre. Dans l'un des cas, la température resta normale, le pouls était plein, accéléré. Le malade fut pris d'une agitation particulière. La nuit il eut du délire qui rappelait le *delirium tremens* ; le jour il était apathique. Le ventre se déprima en bateau, la nuque se raidit et le malade succomba dans le coma avec les signes de l'œdème pulmonaire. A l'autopsie, on trouva les principaux organes frappés de dégénérescence graisseuse ; les centres nerveux ne présentaient aucune lésion.

La deuxième observation est à peu près semblable à la précédente.

Les accidents graves développés à la suite de l'emploi ou plutôt de l'abus de l'iodoforme jetèrent en Allemagne un certain discrédit sur ce médicament. Pour tâcher de faire la lumière sur ces cas malheureux et d'en prévenir le retour, le professeur *Kœnig* prit l'initiative d'une sorte d'enquête publique en faisant appel aux témoignages des chirurgiens placés à la tête des services hospitaliers d'Outre-Rhin. Voici, d'après cette enquête, les méfaits dont on charge le nouveau pansement :

« Suivant Kœnig, à un premier degré (intoxication légère), les malades accusent de la céphalalgie, de l'affaiblissement de la mémoire, de l'insomnie, une grande versalité d'humeur. Enfin à un moment donné, les malades sont pris d'un violent délire qui affecte les allures du délire des persécutions. Cette perturbation des facultés mentales dure quelques jours, puis les malades guérissent.

« Dans la forme grave de l'intoxication par l'iodoforme, les malades tombent également en proie à un délire furieux. Ils sont tourmentés par des hallucinations de nature variable, et ils refusent de s'alimenter. Les urines sont rares, le pouls est accéléré, la température s'élève jusqu'à 40°. Presque toujours les malades succombent, et à la phase terminale, le délire peut faire place au coma.

« Kœnig ne mentionne pas moins de trente-deux exemples d'intoxication, dont dix avec terminaison mortelle.

« M. *Max Schede*, placé à la tête du service chirurgical de l'hôpital de Hambourg, où, à un moment donné, tous les sujets en traitement, au nombre de plus de quatre cents, étaient pansés à l'iodoforme, a hiérarchisé avec une très grande rigueur les formes variées d'intoxication qu'il a vues surgir sous ses yeux. D'après lui, de légers troubles de l'état général sont d'observation très fréquente à la suite de l'usage externe de l'iodoforme ; les accidents se réduisent communément à une élévation de la température, qui affecte les caractères de la fièvre aseptique de Volkmann.

« A un degré plus avancé, l'intoxication se caractérise par de l'anorexie, de la céphalalgie, de la morosité, de la tendance à pleurer sans motif, avec ou sans fièvre. Les malades se plaignent de trouver le goût de l'iodoforme à tous les aliments qu'on leur présente. Avec cela le pouls est accéléré, très dépressible.

« D'autres fois, sans qu'il y ait de fièvre, ou avec un léger mouvement fébrile transitoire, le pouls atteint une fréquence énorme (150 à 180). Malgré cela, l'état général peut rester satisfaisant ; c'est tout au plus s'il existe un peu d'anorexie avec de l'agitation. Mais il est absolument nécessaire d'éviter tout contact nouveau de la plaie avec l'iodoforme, pour maintenir les accidents à ce degré.

« Ou bien encore cette accélération énorme du pouls coïncide avec une fièvre intense, sans qu'il y ait, avec cela, la moindre raison de rattacher ces accidents à la septicémie. Un sujet qui réalisait cette forme de l'intoxication succomba, bien qu'on suspendît l'emploi de l'iodoforme.

« Dans une autre catégorie de cas, des sujets qui, à la suite d'une opération, avaient le pouls plein, vigoureux, ont succombé rapidement dans le collapsus, après que la plaie, en forme de cavité, eut été tapissée avec de l'iodoforme.

« La dernière modalité de l'intoxication (celle qui est relativement la plus fréquente et qui est aussi la plus redoutable à cause de son début foudroyant), se caractérise par des troubles de l'activité célébrale. Tantôt elle simule les symptômes de la méningite aiguë tantôt elle éclate sous la forme d'une véritable psychose. La première variété se rencontre surtout chez les enfants ; l'analogie avec la méningite est quelquefois surprenante. Cependant, dans le cas d'une intoxication par l'iodoforme, toute élévation de la température peut manquer jusqu'à l'issue fatale. Les troubles psychiques consistent surtout dans un délire furieux, éveillé par des idées terrifiantes (délire des persécutions).

« Deux cas semblables de manie aiguë rappelant le délire des persécutions avec terminaison mortelle, à la suite de l'emploi du pansement à l'iodoforme, ont été relevés à la clinique chirurgicale de Kœnigsberg, où depuis des mois on expérimentait le nouveau pansement avec le meilleur succès sur un ensemble de plus de mille opérés.

« D'autres exemples ont été observés par Kocher, par Czerny, par Podrazki, Küster, Georges.

« Schede a insisté sur ce que des accidents toxiques

graves se sont manifestés dans des cas où on n'avait fait usage que de quantités minimes d'iodoforme (1 gramme dans un cas.)... Pour expliquer ces cas on a fait ressortir l'analogie existant entre les symptômes qui caractérisent l'intoxication iodoformique chez l'homme et ceux qui ont été observés chez les animaux empoisonnés par cette même substance (Binz et Hœgyez). Dans les deux cas, on observe les manifestations d'une paralysie cardiaque et d'une suractivité morbide des centres psycho-moteurs. On peut donc *a priori*, considérer comme des contre-indications à l'emploi de l'iodoforme le mauvais état du cœur et la susceptibilité native ou acquise des centres nerveux (*neurasthénie*). Les observations connues jusqu'à ce jour témoignent d'une fréquence croissante de l'intoxication par l'iodoforme chez les vieillards, dont le cœur et le cerveau sont presque toujours atteints dans leur intégrité fonctionnelle ou organique.

« D'après M. Von *Mosetig Morhof* (de Vienne), les accidents observés à la suite de l'emploi du pansement à l'iodoforme ont été dûs à ce que l'on a utilisé concurremment l'iodoforme et l'acide phénique, ce dernier sous forme d'irrigations, de lavages, etc. Or, chez les sujets prédisposés, l'acide phénique agit sur les reins en déterminant une obstruction relative de cet émonctoire. Dans ces conditions, l'iode mis en liberté par l'iodoforme absorbé à la surface de la plaie, s'accumule dans le sang et produit les accidents toxiques mentionnés plus haut et dont Mosetig n'a pas observé un seul exemple. Pour en arriver là, il suffit, selon lui, d'employer le pansement à l'iodoforme dans toute sa simplicité, en s'abstenant scrupuleusement de faire intervenir toute autre substance antiseptique. » (Ricklin, *Gazette méd. de Paris*, 13 mai 1882).

Les résultats de cette enquête ne nous paraissent pas devoir faire restreindre l'emploi de l'iodoforme. Cet agent n'est pas aussi coupable qu'on a bien voulu le dire : la plupart des méfaits dont on le charge devraient être imputés à l'imprudence de quelques chirurgiens. Presque tous les accidents se sont produits à la suite de l'application de 100 à 200 grammes d'iodoforme par pansement, et même dans ces cas-là, d'après M. Von Mosetig, on devrait incriminer non cet agent, mais l'acide phénique qu'on a employé concurremment avec l'iodoforme. Ce chirurgien, qui n'a jamais eu d'accident et qui garde toujours le même enthousiasme pour le nouveau pansement, affirme qu'on peut en toute sécurité employer jusqu'à 60 grammes d'iodoforme par pansement. Nous ne croyons pas qu'il se présente souvent, dans la pratique chirurgicale, des cas qui nécessitent une pareille dose. Pour ce qui est de la vulvite diphthéroïdique, quelques grammes d'iodoforme bien pulvérisé sont presque toujours suffisants. Nous restons donc de beaucoup au-dessous des doses dangereuses. En outre, d'après M. J. Simon, les enfants supportent très-bien les préparations d'iode ; c'est très exceptionnellement qu'il a pu observer chez eux des phénomènes d'iodisme bien plus fréquents chez les adultes. Depuis qu'on emploie l'iodoforme dans le service de M. Perroud, on n'a jamais pu observer le moindre symptôme d'intoxication. Il s'est montré aussi inoffensif entre les mains de

M. Parrot qui en fait usage depuis 1873. Du reste, en n'employant que des doses légères de cet agent et en soumettant les malades à une surveillance active, il sera facile de prévenir des accidents graves, si des phénomènes d'intoxication apparaissent chez des sujets fâcheusement prédisposés.

Le plus grave reproche qu'on ait fait à l'iodoforme n'est donc pas bien fondé. D'ailleurs le fût-il et la part qui a été faite à cet agent, dans le domaine de la chirurgie, dût-elle être restreinte, que l'indication de son emploi contre la vulvite diphthéroïdique n'en resterait pas moins formelle. Dans cette application, cet agent ne compte que des succès; pas l'ombre d'un accident n'obscurcit son triomphe. Et on ne peut cependant pas, dans la crainte d'une intoxication plus ou moins hypothétique, abandonner les malades aux dangers réels qui les menacent.

Voyons si les autres reproches sont plus sérieux.

Une objection qu'on s'est plu à élever contre le nouveau pansement et qui nous paraît bien mesquine en même temps que peu justifiée, est celle relative au prix de l'iodoforme. Les observations de M. Parrot, ainsi que celles que nous publions, prouvent avec quelle rapidité merveilleuse se cicatrisent les ulcérations diphthéroïdiques, quand elles sont soumises à l'influence de cet agent. Les substances autrefois employées exigeaient au moins deux fois plus de temps pour arriver au même résultat, et la guérison était loin d'être toujours certaine. En se plaçant donc à un point de vue exclusivement financier, on ne peut s'empêcher de reconnaître que le pansement à l'iodoforme constitue le mode de pansement le plus économique. Du reste, comme l'a fait observer M. Marc Sée, à la Société de chirurgie, dans la séance du 30 novembre 1881, cette substance baisserait certainement de prix si elle entrait dans la consommation courante. Quelle est, en outre, l'administration hospitalière qui s'arrêterait à une considération de prix, alors qu'il s'agit de procurer aux malades une guérison plus rapide et plus sûre.

L'odeur de l'iodoforme, nous l'avouons, n'est pas très agréable; elle est forte, pénétrante, tenace, mais est-ce une raison pour en faire rejeter l'emploi ? Combien de médicaments qui rendent tous les jours les plus grands services et à qui l'on pourrait adresser le même reproche ! l'acide phénique lui-même sent-il meilleur ? Il est d'ailleurs facile de masquer assez bien l'odeur de l'iodoforme. Les moyens employés dans ce but sont nombreux. On ne peut à l'heure actuelle se prononcer sur la valeur de chacun d'eux. Celui qui paraît être le plus efficace, mais qui a l'inconvénient d'être fort coûteux, consiste dans l'incorporation d'une goutte *d'essence de musc* pour 30 grammes d'iodoforme. Quelques grains de musc exposés à l'air libre dans la chambre d'un malade pansé à l'iodoforme neutralisent suffisamment l'odeur de ce corps.

En fait d'autres substances désodorisantes, nous signalerons l'essence d'*eucalyptus*, le camphre (Verneuil), l'*essence de bergamotte* (une goutte pour 10 grammes d'iodoforme) ou de menthe (Billroth), la *teinture de myrrhe* (Folkson), dont l'odeur n'est peut-être pas beaucoup plus agréable que celle de l'iodoforme. M. Von Mosetig affirme qu'il a parfaitement réussi à désodoriser cette substance en introduisant dans un flacon qui en contenait des *fèves de Tonka* coupées par le milieu (une fève par 300 grammes d'iodoforme ou une goutte d'extrait alcoolique de fèves de Tonka par 100 grammes d'iodoforme.

D'après le professeur Dittel, ce dernier moyen ne masquerait l'odeur que d'une façon passagère. Il propose comme un moyen bien autrement efficace l'association de *sulfure de calcium* (4 parties) et de *gypse* (1 partie) à l'iodoforme (100 parties). On saupoudre les plaies avec ce mélange.

Lorsqu'on veut appliquer l'iodoforme en pommade, on obtient, d'après Lindemann, un mélange d'une odeur très supportable, en y incorporant une certaine quantité de *baume du Pérou*.

Lindemann a proposé l'emploi des deux pommades suivantes :

1° Iodoforme.	1 partie
Baume du Pérou	3 parties
Vaseline.	8 —
M. S. A.	
2° Iodoforme	1 partie
Baume du Pérou	3 parties
Alcool, Glycérine ou Collodion .	12 —
M. S. A.	

Les inconvénients que l'on reproche à l'iodoforme ne sont donc pas bien sérieux et ils sont peu de chose à côté des avantages réels qu'il présente. Ce pansement nouveau constitue d'abord le plus simple de tous les pansements. Il suffit de recouvrir les surfaces malades d'une légère couche d'iodoforme ; la personne la moins exercée à la pratique des pansements peut être chargée de ce soin. Le pansement peut être laissé en place pendant plusieurs jours, suivant la quantité de liquide sécrétée par la plaie ; il ne cesse d'être antiseptique tant qu'il reste une certaine proportion de cette substance non décomposée. Dès les premiers moments de son application, l'iodoforme supprime la douleur, la réaction fébrile, réduit la sécrétion, active le bourgeonnement des plaies et amène une cicatrisation rapide. C'est un vrai spécifique des plaies fongueuses ; il détruit les tubercules en voie de formation et transforme les fongosités en granulations de bonne nature.

Il est supérieur à tous les autres modes de pansement dans le traitement des plaies qui communiquent avec les cavités naturelles : bouche, pharynx, intestin ; là en effet, les autres pansements sont d'une application difficile, sinon impossible.

Depuis que l'iodoforme est employé contre la vulvite diphthéroïdique, il s'est toujours montré souverain. Même dans les conditions les plus mauvaises au point de vue de l'état général, son application a été suivie d'une guérison rapide. La gangrène de la vulve n'est plus connue dans les salles d'enfants. Pour obtenir ces résultats, il suffit de recouvrir, sans autre précaution, les surfaces ulcérées d'une couche de poudre d'iodoforme. On se sert avantageusement pour cette application d'un pinceau de blaireau. On interpose ensuite entre les parties malades un peu de charpie ou un morceau de linge. Ce pansement est applicable à toutes les périodes de la vulvite diphthéroïdique. On le renouvelle toutes les 24 heures ou tous les deux jours jusqu'à ce que la guérison soit complète.

Presque toujours, après une seule application du topique, on constate déjà un mieux très-sensible. La douleur ou les démangeaisons ont disparu ; mais le changement qui frappe le plus est la détersion des parties ulcérées. La couche pulpeuse, grisâtre qui les recouvrait s'est détachée, le fond apparaît rouge et vermeil, et l'on constate quelques bourgeons charnus. La tuméfaction se dissipe, les bords des ulcérations s'affaissent, leur cavité semble comblée et, lorsqu'elles sont peu étendues, on a de la peine à les reconnaître, car elles ont à peu près repris le niveau et la teinte des parties voisines.

Toutes ces modifications s'accomplissent avec une rapidité surprenante et déterminent très vite la disparition des plaies vulvaires et périnéales. Les ulcérations de l'anus, pour les raisons que nous avons exposées, et aussi à cause de la difficulté de maintenir l'iodoforme longtemps en contact avec les parties très vite souillées par les matières fécales, sont un peu plus longues à guérir. Mais pour être plus lente, la guérison n'en est pas moins assurée.

On se contente généralement en France d'employer l'iodoforme en poudre finement porphyrisée dont on recouvre la surface des plaies. On met ensuite pardessus le tout de la charpie, un simple linge ou de la ouate hydrophile. On peut aussi maintenir la poudre en place au moyen d'une solution de gomme arabique ou de collodion.

En Allemagne, on emploie beaucoup l'iodoforme sous forme de gaze iodoformée. Pour la préparer, Billroth prend de la gaze ordinaire dont il a enlevé l'apprêt par le lavage, puis il triture cette gaze coupée en bandes dans de l'iodoforme réduit en poudre impalpable. Cette poudre reste fixée dans les mailles de la gaze que l'on conserve dans des flacons bien bouchés jusqu'au moment de s'en servir. Cette gaze est ensuite appliquée directement sur les plaies. Son emploi est surtout indiqué dans les trajets fistuleux, les plaies anfractueuses ou cavitaires. Pour bourrer ces parties d'iodoforme, il en faudrait des grandes quantités et des accidents seraient à craindre. Avec la gaze, tout danger est conjuré. Les cavités les plus vastes peuvent être comblées avec des doses légères de cette substance, sous forme de gaze iodoformée.

La gaze peut être remplacée par de la ouate.

On a aussi incorporé l'iodoforme aux graisses et à la glycérine.

La vulvite diphthéroïdique ne présente pas d'indication spéciale au point de vue du *Traitement général*. On se bornera à combattre quelques symptômes; dans la grande majorité des cas, on devra soumettre les malades à un régime tonique. Presque toujours, du reste, les indications seront fournies par la maladie générale dans le cours ou à la suite de laquelle est survenue la diphthéroïde.

CONCLUSIONS

1o La muqueuse des organes génitaux des petites filles est souvent le siège d'une inflammation d'une nature spéciale, contagieuse et inoculable, qui est caractérisée par l'éruption de petites vésicules blanchâtres, auxquelles succèdent bientôt des ulcérations arrondies, cupuliformes, à marche envahissante, recouvertes d'une couche pulpeuse, grisâtre.

2o Cette affection que nous avons étudiée à la vulve peut se développer dans d'autres régions. A la bouche, elle constitue la stomatite ulcéro-membraneuse ou le noma ; à la surface des plaies, c'est la pourriture d'hôpital ; sur la peau, elle a été décrite sous le nom de gangrène disséminée ou diffuse.

3o La différence de siége n'imprime à la maladie que des modifications insignifiantes. Elle est identique dans les diverses localisations, partout elle se montre sous les mêmes influences, revêt la même physionomie et présente les mêmes indications.

4° Cette affection constitue une entité morbide indépendante de la diphthérie et de la gangrène, avec lesquelles on l'a souvent confondue. Nous croyons devoir lui conserver le nom de *diphthéroïde*, qui lui a été donné par Boussuge. Cette dénomination a, en effet, l'avantage de la distinguer de la diphthérie en même temps que de rappeler qu'elle a une certaine ressemblance avec elle. Dans son siège à la vulve la maladie portera donc le nom de *vulvite diphthéroïdique*.

5° La vulvite diphthéroïdique est une affection essentiellement locale, peu grave, due à des organismes microscopiques dont l'espèce n'est pas encore bien déterminée, mais qui paraissent être des monades ou des bactéries.

6° L'iodoforme en applications topiques est le spécifique souverain de la vulvite diphthéroïdique. Son emploi a été jusqu'ici d'une innocuité absolue.

OBSERVATION I (recueillie par M. Rodet). — ULCÉRATIONS DIPHTHÉROIDIQUES DE LA VERGE, DU SCROTUM ET DU FOURREAU, AVEC PHIMOSIS, OTORRÉE, PETITS ABCÈS SOUS-CUTANÉS MULTIPLES.

Maxime Célestin F..., né à Lyon, âgé de 20 mois, entré à la Charité, salle Ste-Sophie, n° 9, le 5 mai 1880. A été vacciné. Son apparence est bonne; sa fontanelle a la largeur d'une pièce de 2 fr., mais ses membres n'offrent pas de traces de rachitisme.

Il a eu la rougeole il y a un an; depuis lors, diarrhée presque constante; il tousse beaucoup et vomit quelquefois, d'après ses parents.

On constate à la face interne du pavillon de chaque oreille, des ulcérations recouvertes de croûtes, d'où s'écoule un liquide séreux. Cet écoulement daterait de trois semaines.

Il y a trois ou quatre jours, les parents ont vu survenir de la tuméfaction du pénis, précédée d'une petite ulcération blanchâtre, qu'ils attribuent à des attouchements auxquels l'enfant était sujet depuis longtemps.

On voit, en effet, des ulcérations arrondies, blanchâtres, sur le gland et la partie supérieure du fourreau de la verge, qui est considérablement tuméfiée. Phimosis assez prononcé. Sur le côté droit du scrotum, il existe aussi une ulcération de 5 à 6 millim. de diamètre, à fond grisâtre, et dont les bords taillés à pic sont entourés d'une zone rouge. Sur la face inférieure du fourreau et sur un point correspondant de la face antérieure du scrotum, à gauche de la ligne médiane, on observe des ulcérations absolument semblables.

Quelques ganglions inguinaux offrent un léger engorgement inflammatoire.

Excoriation à aspect diphthéroïdique entre le 1er et le 2e orteils du pied droit.

Au repos, le malade ne paraît point souffrir, mais l'attouchement des points ulcérés est douloureux.

L'état général est assez bon; pas de fièvre; langue propre; appétit un peu diminué, diarrhée légère.

Les parties malades sont largement saupoudrées d'iodoforme, et on interpose entre elles de la charpie.

Le 10, les ulcérations sont détergées, l'inflammation est moindre. On continue l'iodoforme. Le 12, les ulcérations sont roses et couvertes de bourgeons charnus. On découvre une petite ulcération sur la partie supérieure de la face interne de la cuisse gauche, qui paraît s'être formée par inoculation. — Même pansement.

Le 14, les ulcérations de la verge et du scrotum sont à peu près cicatrisées. — Formation de 5 ou 6 petits abcès sous-cutanés aux fesses, aux lombes, au cuir chevelu.

Le 16, les ulcérations sont complètement guéries.

Un nouvel abcès se forme au cou, un autre dans le cuir chevelu.

Le malade sort le 14 juin.

OBSERVATION II (recueillie par M. Rodet.) — ULCÉRATIONS DIPHTHÉROIDIQUES DU PLI GÉNITO-CRURAL ET DE LA VULVE.

Marie G..., née à Lyon, âgée de 18 mois, entre à la Charité, salle Ste-Sophie, n° 3, le 5 août 1880, pour une conjonctivite catarrhale qui est en voie de guérison.

Le 7 septembre, on constate une petite zone inflammatoire dans le sillon génito-crural du côté gauche.

Le 9, on voit apparaître au centre de la partie enflammée une vésicule blanchâtre, qui ne tarde pas à se transformer en une ulcération recouverte d'une fausse membrane grisâtre. — On cautérise vigoureusement l'ulcération au nitrate d'argent.

Le 14, malgré plusieurs cautérisations au nitrate d'argent, l'ulcération s'est étendue en largeur et en profondeur; ses bords sont nets; elle est taillée un peu en entonnoir et toujours recouverte d'une couche pulpeuse d'un blanc grisâtre.

On s'aperçoit en même temps que les grandes lèvres sont rouges, tuméfiées, un peu douloureuses au toucher. Sur leur face interne, elles sont légèrement excoriées à la partie antérieure, mais à la partie postérieure, elles présentent une ulcération large et profonde, à bords saillants, recouverte d'une membrane grisâtre d'aspect diphthéritique. Pas d'engorgement ganglionnaire. L'état général est bon.

On panse les parties malades avec de la poudre d'iodoforme.

Le 17, les ulcérations n'ont plus progressé; leur fond est rouge et présente un bon aspect. — On continue le pansement à l'iodoforme.

Le 19, les ulcérations commencent à se cicatriser.

Le 20, les ulcérations de la vulve et du pli génito-crural sont complètement guéries.

La malade sort de l'hôpital quelque temps après.

OBSERVATION III (recueillie par M. Rodet). — ULCÉRATIONS DIPHTHÉROÏDIQUES DE LA VULVE ET DU SACRUM CHEZ UNE FILLETTE ATTEINTE DE FIÈVRE SYNOQUE. — COQUELUCHE CONTRACTÉE DANS LA SALLE.

Mariette D..., âgée de 3 ans, née à Villeurbanne, entre à la salle St-Ferdinand, nº 11, le 6 septembre 1880. — Elle vient des ambulants où elle est entrée le 5 août.

N'a pas été vaccinée. Pas d'antécédents. Malade depuis trois jours, elle présente les symptômes suivants : assoupissement; pas d'appétit, soif vive; langue sèche, desquamée sur les bords. Ventre ballonné, présentant des sudamina à sa surface; pas de taches rosées, pas de gargouillement iliaque; un peu de constipation combattue, ce matin, par du calomel.

La peau est chaude T. R. 39° 7. Le pouls est régulier.

Rien au cœur ni aux poumons.

Le 7, l'assoupissement continue T. R. M. 37° 9 — S. 40°.

Le 8, T. R.M. 40° — S. 40° 5..

Sulfate de quinine 0 g. 25

Accablement profond; le ventre est un peu plus ballonné; diarrhée légère.

Le 9, la malade s'est plainte toute la nuit; l'accablement persiste, céphalalgie. Vomissements hier et selles diarrhéïques. Rémission ce matin T. R. M. 37° 7 — S. 39° 6. La quinine est continuée.

Le 10, même état T. R. M. 39° 3 — S. 39°.

Le 12, la fièvre est tombée depuis la veille; les autres symptômes se sont aussi amendés.

Le 14, la malade entre en convalescence; l'appétit est revenu; la langue est cependant encore un peu sale et il persiste de la diarrhée.

Le 27, la petite malade qui avait continué à aller de mieux en mieux, a de la fièvre et des vomissements depuis hier; elle est abattue; la langue est sale, la peau brûlante. — La vulve est le siège d'un écoulement fétide, muco-purulent. On observe sur la face interne des grandes lèvres, des ulcérations pultacées, à bords saillants, qui ont envahi une partie de la muqueuse vaginale. Il existe, en même temps, sur le sacrum, une petite vésicule blanchâtre reposant sur un fond légérement tuméfié.

On panse les parties malades avec de la poudre d'iodoforme.

Le 28, les ulcérations de la vulve se détergent.

Le 29, la petite vésicule du sacrum s'est transformée en une ulcération large et profonde, à bords décollés, dont le fond est recouvert d'un détritus grisâtre, d'aspect gangréneux. A la vulve, les ulcérations sont vermeilles et en voie de cicatrisation. On recouvre les parties ulcérées d'iodoforme.

Les quintes de toux continuent.

Le 30, la toux est intense et offre les caractères de la coqueluche. La vulve est à peu près guérie ; l'ulcération du sacrum est détergée.

Le 9 octobre, les quintes de toux sont toujours intenses : pas d'ulcération sublinguale ; depuis quelques jours, chute du rectum avec un peu de diarrhée. Pas de fièvre ; l'état général est bon ; l'appétit est revenu ; on supprime le sulfate de quinine.

L'ulcération du sacrum est à peu près comblée.

Le 12, la toux persiste, l'ulcération du sacrum est cicatrisée. La malade est vaccinée.

Le 17, la malade tousse beaucoup, elle quitte l'hôpital.

OBSERVATION IV (recueillie par M. Augagneur). — DIPHTHÉROÏDE CUTANÉE AU NIVEAU DU COCCYX, CONTRACTÉE PAR CONTAGION, AU MOYEN D'UN VASE DE NUIT.

Angèle Cœ..., née à Lyon, âgée de 5 ans, entre à la Charité, salle Saint-Ferdinand, n° 27, le 11 décembre 1880.

N'a pas été vaccinée ; bonne constitution. Depuis quinze jours, elle a des quintes de coqueluche répétées. Actuellement, on constate un léger mouvement fébrile, anorexie, langue blanchâtre; pas de vomissements ni de diarrhée. Ulcération sublinguale; toux fréquente, expectoration muqueuse; un peu de dyspnée. A la percussion, la sonorité de la poitrine est normale; à l'auscultation on entend des râles humides dans les deux poumons, surtout nombreux à gauche.

Cœur normal; pas d'albumine dans les urines.

Le 8 janvier 1881, les quintes de coqueluche sont toujours très intenses; on constate à l'œil droit une ecchymose sous-conjonctivale très étendue.

Le 17, les quintes sont aussi intenses. On découvre, au niveau du coccyx, une ulcération grisâtre, pultacée, à bords saillants, de la grandeur d'une pièce de 5 fr. — Les ganglions du pli de l'aine du côté gauche sont légèrement engorgés.

La voisine de la malade est atteinte de vulvite diphthéroïdique, elles se servaient du même vase de nuit, et la contagion s'est certainement opérée au moyen de cet ustensile. On fait un pansement à l'iodoforme.

Le 19, l'ulcération qui s'est débarrassée de son exsudat pseudo-membraneux, est rose et vermeille, ses bords se sont affaissés. On continue le même pansement.

Le 22, l'ulcération est couverte de bourgeons charnus et a perdu la moitié de sa largeur.

Le 25, l'ulcération est complètement guérie.

La malade sort le 6 février.

OBSERVATION V (recueillie par M. Augagneur) — DIPHTHÉROIDE DE LA VULVE ET DE LA MARGE DE L'ANUS, CONSÉCUTIVE A LA VARIOLE.

Lucie F... née à Lyon, âgée de trois ans, entre à la Charité, salle St-Ferdinand, n° 11, le 31 janvier 1881.

Pas d'antécédents; paraît d'une constitution assez frêle. Depuis trois semaines, elle a des quintes de coqueluche qui sont assez fréquentes (huit la nuit dernière), mais ne provoquent pas de vomissements. L'expectoration est filante; le frein de la langue est ulcéré. Appétit bon; langue propre, pas de diarrhée.

Rien au cœur ni aux poumons; température normale.

Le 12 février, la malade a une fièvre assez vive et de la céphalalgie, depuis deux jours. Les quintes de coqueluche ont diminué en nombre et en intensité.

Le soir, on constate l'apparition de quelques papules varioliques.

Le 14, l'éruption variolique est assez copieuse à la face, discrète sur le reste du corps.

La coqueluche est peu intense.

Le 17, les papules sont toutes transformées en pustules; les quintes ont disparu.

Le 25, la dessiccation des pustules est complète sur tout le corps; la desquamation commence à se faire à la face.

On aperçoit plusieurs petites ulcérations grisâtres, pultacées, sur la vulve et sur la marge de l'anus; ces parties sont tuméfiées et paraissent être le siège d'une douleur assez vive.

Le 27, les ulcérations se sont agrandies, plusieurs se sont confondues; il s'est établi un écoulement leucorrhéique assez abondant, d'une odeur fétide; en écartant les grandes lèvres, on voit que la muqueuse vaginale est ulcérée dans une étendue d'un centimètre environ. Les parties malades sont toujours tuméfiées et douloureuses. — On les recouvre de poudre d'iodoforme.

Le 1er mars, les ulcérations n'ont plus progressé, le détritus grisâtre qui tapissait leur surface a disparu; la tuméfaction a beaucoup diminué, la douleur n'existe plus. — On continue l'iodoforme.

Le 3, les ulcérations se sont rétrécies, leur fond bien détergé est couvert de bourgeons charnus.

Le 4, la malade succombe épuisée par la variole; mais les ulcérations diphthéroïdiques sont en voie de guérison.

OBSERVATION VI (recueillie par M. Devic). — DIPHTHÉROÏDE DE LA VULVE ET DU SACRUM

Caroline L..., née à Lyon, âgée de 1 an, entre à la Charité, salle Sainte-Jeanne, n° 12, le 25 avril 1881.

Elle est rachitique; elle présente le chapelet thoracique bien prononcé ; sa fontanelle a la largeur d'une pièce de 2 francs.

Depuis trois semaines, elle a des quintes de coqueluche peu intenses; elle a eu d'abord des vomissements et de la constipation; actuellement, elle a de la diarrhée, anorexie, langue blanchâtre ; le ventre n'est pas gros, mais il est douloureux à la pression.

La petite malade est toujours somnolente et fort amaigrie.

Le 14 mai, la coqueluche persiste; la malade présente à peu près les mêmes symptômes qu'à son entrée. On observe, en outre, sur la région sacrée, au milieu d'une plaque d'érythème, une ulcération cupuliforme, à fond grisâtre, ayant trois centimètres de diamètre. La petite malade porte souvent les mains aux parties génitales, et, en les examinant, on découvre sur la face interne des grandes lèvres qui sont gonflées, une ulcération arrondie, d'un blanc grisâtre, à bords saillants, entourés d'une aréole rouge, d'une étendue d'environ 1 centimètre.

On saupoudre les parties malades d'iodoforme.

Le 16, toujours de la toux. Les ulcérations de la vulve et du sacrum sont détergées et couvertes de bourgeons charnus.

Le 19, les ulcérations sont cicatrisées, la toux persiste.

Le 21, on constate quelques râles humides dans les poumons ; pas de fièvre.

Le 9 juin, œdème des membres inférieurs ; dyspnée intense et cyanose.

Le 11, la malade meurt. L'autopsie n'a pu être faite.

OBSERVATION VII (recueillie par M. Dufour). — ULCÉRATIONS DIPHTHÉROIDIQUES DES LÈVRES ET DE LA VULVE, CONSÉCUTIVES A UNE SCARLATINE.

Louise Pierrette P..., née à Lyon, âgée de trois ans et demi, entre à la Charité, salle St-Ferdinand, n° 6, le 30 août 1881. A été vaccinée ; est bien constituée et ne présente pas de traces de rachitisme.

Au dire de ses parents, elle aurait eu la scarlatine il y a quinze jours.

Actuellement, la malade est obligée de garder le lit ; elle est abattue, somnolente et se plaint d'une céphalalgie violente. La peau est sèche, chaude, mais ne présente de desquamation en aucun point; langue saburrale sur son milieu, inappétence ; lèvres un peu sèches, couvertes de quelques concrétions jaunâtres. Le ventre est ballonné mais n'est pas douloureux à la pression ; 3 à 4 selles diarrhéiques dans les 24 heures.

Un peu de bouffissure de la face, pas d'albumine dans les urines.

Le cœur et les poumons n'offrent rien d'anormal.

Le 16 septembre, on constate, sur la moitié droite du bord libre de la lèvre inférieure, une ulcération grisâtre déprimée, à bords saillants, d'une largeur de quinze millim. environ ; une ulcération plus petite, d'aspect analogue, lui correspond sur la lèvre supérieure ; les ganglions sous-maxillaires sont engorgés. La température s'est élevée T. R. M. 48° 2. — S. 40° 5. On panse les lésions de la bouche avec de la pommade de concombres et on administre une potion à la teinture d'aconit.

Le 20, la malade est très abattue et a une diarrhée abondante ; la température qui était restée au-dessus de 40°, pendant les trois derniers jours, s'est un peu abaissée T. R. M. 38° 8 S. 39° 6. Les ulcérations de la bouche sont en voie de réparation ; mais on découvre, sur les grandes et les petites lèvres, plusieurs petites ulcérations, dont les bords sont taillés à pic et le fond couvert d'une matière gris jaunâtre, qui répandent une odeur fétide.

Le 22, les ulcérations de la vulve ont fait des progrès ; la matière pulpeuse qui les recouvre est devenue noirâtre ; elles sont très-douloureuses. On les panse avec de la poudre d'iodoforme.

Le 24, les ulcérations vulvaires ne se sont pas étendues ; leur fond s'est détergé, la douleur a à peu près disparu. T. R. M. 38°4 — S. 38°.

Le 26, les ulcérations de la bouche sont guéries ; celles de la vulve présentent une amélioration notable, leurs bords se sont affaissés et leur fond est couvert de bourgeons charnus, T. R. M. 37° — 6 S, 38° I.

Le 2 octobre, les ulcérations sont à peu près cicatrisées. Eruption scarlatiniforme sur les membres inférieurs sans fièvre ; état général satisfaisant.

Le 8, l'éruption scarlatiniforme a disparu ; la vulve ne présente plus de traces de lésion.

Le 13, la malade sort guérie.

OBSERVATION VIII (recueillie par M. Devic). — ULCÉRATIONS DIPHTHÉROIDIQUES DE LA VULVE, CHEZ UNE ENFANT PRESQUE SCROFULEUSE.

Claudine B..., née à Villefranche, âgée de 3 ans 4 mois, entre à la salle St-Ferdinand, n° 1, le 30 octobre 1881. Elle était en dépôt à la Charité depuis le 5 octobre.

On n'a aucun renseignement sur ses antécédents pathologiques ou héréditaires. Elle présente à la face une ulcération scrofuleuse, au niveau de la paupière inférieure droite.

Pas de rachitisme ; l'appétit est bon, les digestions régulières ; le cœur est normal, 90 pulsations. La sonorité thoracique est conservée ; à l'auscultation, on perçoit le murmure vésiculaire dans toute l'étendue des deux poumons, mais on entend aussi de nombreux râles ronflants et sibilants disséminés. Pas de fièvre.

A la face interne de la grande lèvre droite, il existe une ulcération superficielle, peu douloureuse, à bords saillants, à fond grisâtre tacheté de noir, d'une dimension de 2 centimètres environ ; la grande lèvre est tuméfiée ; tout autour de l'ulcération, la muqueuse a une teinte violette. Une ulcération de même nature, mais moins étendue, siège sur la face interne de la lèvre gauche. Les surfaces malades saignent facilement et sécrètent un liquide muco-purulent très-fétide.

Intertrigo des deux plis génito-cruraux, plus prononcé à gauche.

On saupoudre d'iodoforme les grandes lèvres et les sillons génito-cruraux.

Le 3 novembre, les ulcérations commencent à se déterger ;

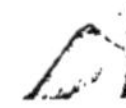

les sécrétions sont moins abondantes et moins fétides. L'intertrigo est guéri à droite et très-amélioré à gauche. L'état général est parfait,

Le 5, les ulcérations sont rouges, bourgeonnantes; la tuméfaction des grandes lèvres a disparu.

Le 7, les ulcérations sont en partie cicatrisées.

Le 12, la malade sort complètement guérie.

OBSERVATION IX (recueillie par M. Figuier). — BOUFFISSURE DES TÉGUMENTS ET DESQUAMATION SANS ALBUMINURIE, CONSÉCUTIVES A UNE SCARLATINE FRUSTE. ULCÉRATIONS DIPHTHÉROIDIQUES DE LA VULVE ET DU SACRUM.

Marie Gr., née à Aiton (Savoie), âgée de 4 ans 6 mois, entre à la salle St-Ferdinand, n° 4, le 7 janvier 1882.

Elle vient de la salle Ste-Sophie où elle était entrée le 3 décembre 1881. Il y a dix jours, elle a eu de la fièvre et a accusé un violent mal de gorge; deux jours après, elle a eu un léger gonflement de la face; depuis lors, la fièvre et le mal de gorge persistent.

La malade est bien constituée : elle ne présente pas de traces de rachitisme ni de scrofulose : la fièvre continue ainsi que le mal de gorge. La peau est chaude, rugueuse et paraît être en légère desquamation sur toute son étendue; la face est bouffie, surtout au niveau des paupières. Les urines sont limpides, fortement colorées, sans albumine.

La respiration est un peu accélérée, mais se fait bien; il n'y a pas de tirage. A la percussion, la sonorité de la poitrine est normale. A l'auscultation, on trouve quelques râles muqueux en avant et à gauche; en arrière, on entend des râles muqueux et sibilants dans toute l'étendue des poumons, mais ils sont plus nombreux et plus prononcés au sommet gauche.

Toux légère.

Le 10, la bouffissure s'est généralisée, l'œdème est considérable aux membres inférieurs.

On découvre à la région sacrée, deux ulcérations grisâtres, d'environ 5 à 6 millim. de diamètre, à bords élevés et à fond déprimé. Elles sont entourées d'une aréole étroite, sinueuse, d'un rouge vif, et le tissu cellulaire sur lequel elles reposent est tuméfié. Pas de fièvre.

Le 12, on constate que les ulcérations du sacrum se sont agrandies, l'une est large comme une pièce de 50 centimes, l'autre comme une pièce de 5 fr. Autour de la plus grande, on voit une vésicule d'un blanc grisâtre et deux ulcérations plus petites, cupuliformes.

Sur la marge de la vulve et de l'anus, il existe aussi 5 à 6 vésicules blanchâtres; les ganglions de l'aine sont légèrement engorgés. On saupoudre les parties malades d'une épaisse couche d'iodoforme.

Le 13, l'œdème est toujours prononcé; on observe un commencement de desquamation sur les pieds. Les urines sont limpides, non albumineuses; traitées par l'acide nitrique, elles présentent une zone jaunâtre et la réaction spéciale due à la présence de l'iode. Les petites ulcérations du sacrum se sont étendues, les plus grandes se sont détergées, les vésicules de la vulve et de la marge de l'anus se sont transformées en ulcérations de même nature que celles du sacrum. On continue le pansement à l'iodoforme.

Le 15, les ulcérations du sacrum sont rouges, couvertes de bourgeons charnus; celles de la vulve et de l'anus n'ont plus leur enduit pultacé.

Le 18, les ulcérations du sacrum sont à peu près cicatrisées ; à la vulve et à l'anus, elles sont rouges, rétrécies, presque comblées.

Le 20, la région sacrée n'offre plus aucune lésion ; la région cruro-génitale est aussi à peu près guérie.

Le 22, la réparation est partout complète.

La malade sort le 7 février, guérie de son affection primitive.

7644. — Imp. A. Waltener et Cᵉ, 14, rue Bellecordière, Lyon.

www.ingramcontent.com/pod-product-compliance
Ingram Content Group UK Ltd.
Pitfield, Milton Keynes, MK11 3LW, UK
UKHW020929180726
13838UKWH00002B/840